MIRIAM SCHAUFLER

Gesundheitsratgeber Sodbrennen

**Beschwerden im Griff
Das können Sie selbst tun**

Rezepte von Walter A. Drössler

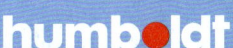

VORWORT

Liebe Leserin, lieber Leser,

wahrscheinlich halten Sie dieses Buch in Händen, weil Sie selbst von Sodbrennen betroffen sind? Von diesem unangenehmen, sauren Aufstoßen, diesem brennenden Gefühl im Hals? Damit sind Sie nicht allein: In Deutschland leiden rund acht Millionen Menschen unter Sodbrennen. Die einen quält es nur dann und wann, bei anderen ist es schon chronisch. Egal wie oft, unangenehm ist es auf jeden Fall und sollte unbedingt abgeklärt und therapiert werden.

Warum kommt Sodbrennen so häufig vor? Einerseits kann es durch zahlreiche Krankheiten verursacht werden, wie Speiseröhrenentzündungen oder Magenschmerzen. Auch Medikamente können schuld sein. Doch häufig ist das saure Aufstoßen durch einen falschen Lebensstil, Stress und vor allem eine falsche Ernährungsweise begründet.

Problematisch sind auch die Folgeerkrankungen: Hat jemand zu häufig mit Sodbrennen zu kämpfen, steigt das Risiko für einige Krebsformen! Daher ist es sehr wichtig, dass Sie die Ursachen für Ihr Sodbrennen genau herausfinden und sie dann mit den richtigen Maßnahmen bekämpfen.

Das vorliegende Buch befasst sich umfassend mit den wichtigsten Aspekten rund um das Thema Sodbrennen. Einerseits möchte ich Ihnen die Begriffe Reflux und gastroösophageale Refluxkrankheit (GERD) sowie die Ursachen, Risiken und mög-

„Von allen Zusammensetzungen unserer Körpersäfte wirkt sich die Säure zweifellos am schädlichsten aus."
(Hippokrates, 40 v. Chr.)

lichen Maßnahmen näherbringen. Andererseits werden wir uns intensiv mit der Magensäure, einer Übersäuerung oder Untersäuerung auseinandersetzen. Damit sind Sie dann mit den Ursachen bestens vertraut.

Insgesamt lege ich aber den Fokus darauf, welche Maßnahmen sinnvoll sind, die Beschwerden zu lindern oder die ganze Sache gar nicht erst chronisch werden zu lassen. Sie erhalten auch einen Einblick in schulmedizinische sowie alternative Behandlungsmethoden, aber hauptsächlich geht es um ernährungsrelevante und lebensstilbezogene Maßnahmen, die Sie selbst ohne Schwierigkeiten durchführen können.

Abgerundet wird das Buch mit einem wunderbaren Rezeptteil meines langjährigen Kollegen, dem Prüfungsmeister und Fachjournalisten Walter Drössler, der Ihnen schmackhafte und einfache Gerichte gezaubert hat. So sehen Sie, wie einfach und köstlich Speisen sein können, die kein Sodbrennen verursachen.

Ich möchte Ihnen als Betroffene einen interessanten Ein- und Überblick über alle Aspekte rund um Sodbrennen geben, sodass Sie als mündige Patienten zusammen mit Ihrem Arzt oder Ihrem Ernährungsberater über die richtige Therapie sprechen können. Dieses Buch soll Ihnen zu einem sinnvollen Begleiter auf Ihrem Weg werden, das leidige Brennen im Hals endlich in den Griff zu bekommen.

Ich wünsche Ihnen beste Gesundheit!

Ihre
Miriam Schaufler

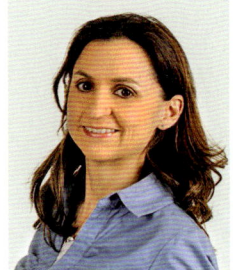

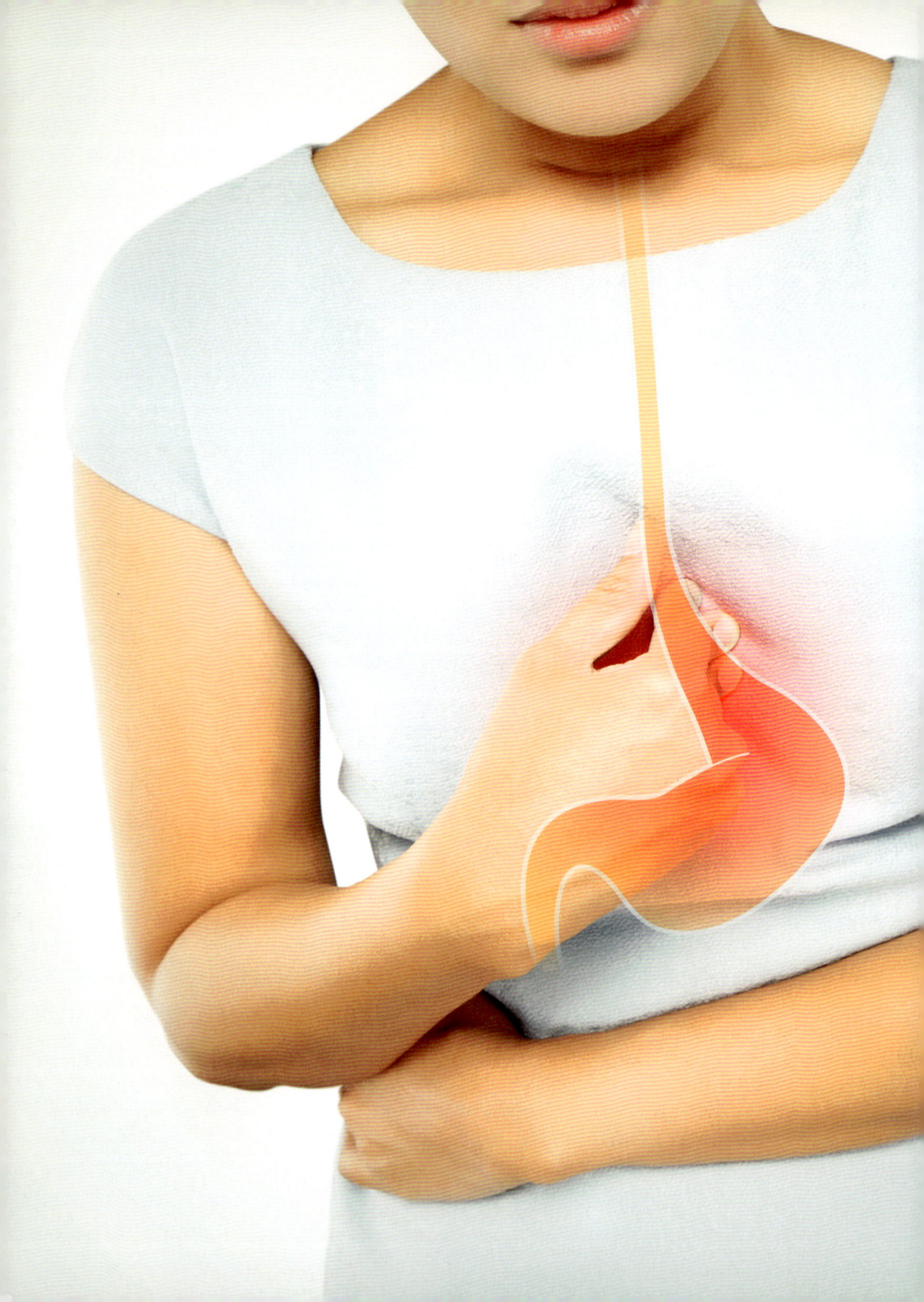

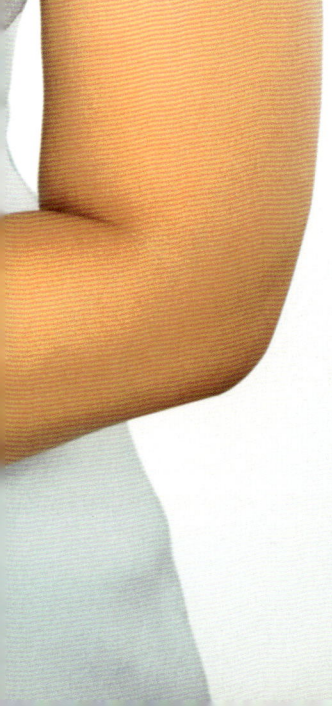

SODBRENNEN UND SEINE AUSLÖSER – DAS SOLLTEN SIE WISSEN

Was ist Sodbrennen eigentlich und wie kommt es zustande? Was sind die Ursachen? Erfahren Sie interessante Fakten über den Weg der Nahrung durch unseren Körper, unsere Verdauung und die Aufgaben der Magensäure in diesem System.

Was ist Sodbrennen?

Das Wort „Sod" kommt aus dem Althochdeutschen und bedeutet „das Sieden, das Siedende" oder auch „siedende, wallende Flüssigkeit". Im Volksmund wird Sodbrennen auch als saure Verdauung bezeichnet. Mediziner nennen es Pyrosis. Darunter versteht man eine vom Oberbauch aufsteigende brennende und schmerzhafte Empfindung hinter dem Brustbein. Unter Umständen kann dieses unangenehme Gefühl bis zum Hals und zum Rachen ausstrahlen und geht oft einher mit saurem oder bitterem Aufstoßen. Häufig treten auch Halsschmerzen, Heiserkeit und asthmaähnliche Symptome auf. Schmerz, Druck und Brennen können bis zu zwei Stunden andauern und verschlimmern sich meistens nach dem Essen. Ein Bewegen, Biegen oder Beugen des Oberkörpers verstärkt die Beschwerden ebenso wie das Tragen von enger Kleidung.

Sodbrennen ist auch Leitsymptom der Refluxösophagitis, sprich der gastroösophagealen Refluxkrankheit oder GERD, über die Sie im Kapitel der Ursachen noch Näheres erfahren werden. An dieser Stelle sei nur auf die häufigsten Symptome von GERD hingewiesen. Dazu gehören chronischer Husten, chronische Kehlkopfentzündung, pfeifende Atmung, häufiges Räuspern, Mundgeruch, schlechter Geschmack im Mund.

Sodbrennen zählt zu den häufigsten Beschwerden in der Bevölkerung. Etwa 25 bis 33 % aller Menschen in Ländern mit westlichem Lebensstandard leiden im Laufe von 6 bis 12 Monaten an Sodbrennen. Davon haben 6 bis 27 % der Gesamtbevölkerung in diesen westlichen Ländern sogar täglich damit zu kämpfen. Refluxbeschwerden entwickeln sich damit zu einem chronischen Problem, das 58 bis 89 % aller Betroffenen über mehrere Jahre quält.

!

In den westlichen Ländern hat jeder Dritte zumindest gelegentlich mit Sodbrennen zu kämpfen.

Der Weg des Essens vom Mund zum Magen

Bevor wir uns mit der Erkrankung, ihren Ursachen und Risiken beschäftigen, ist es sinnvoll, sich einmal mit dem gesunden Verdauungstrakt zu beschäftigen. Was ist überhaupt Verdauung, wie funktioniert dieses ausgeklügelte System? Mithilfe dieses Wissens können Sie sich später leichter die Fehlfunktionen bei Sodbrennen vorstellen und erlangen ein tieferes Verständnis für Ihren Körper.

Alles, was wir an Nahrung aufnehmen, wird in mehreren Schritten in seine Einzelteile zerlegt und zerkleinert. Dabei werden alle verwertbaren Nährstoffe aus der Nahrung herausgefiltert und dem Organismus zu Verfügung gestellt. Was der Körper nicht brauchen kann, wird als Abfall wieder ausgeschieden. Diesen Prozess der Zerkleinerung und Verwertung von Nahrung nennt man Verdauung.

Der erste Schritt: Die Verdauung beginnt im Mund – oder doch nicht?

Unsere Nahrung wird über den Mundraum in den Körper aufgenommen ... Doch halt! Vorher passiert auch schon etwas, und zwar etwas ganz Wichtiges! Bevor wir die Nahrung aufnehmen, sehen und riechen wir sie erst und entscheiden dann, ob wir das jeweilige Nahrungsmittel essen wollen. Diese Verbindung zwischen den Augen, der Nase und dem Magen sendet Signale an das Gehirn, die uns im wahrsten Sinne des Wortes das Wasser im Munde zusammenlaufen lassen, Magenknurren verursachen und auch bereits die Verdauungsdrüsen dazu anregen, Verdauungsenzyme zu produzieren. Das alles passiert bereits, bevor das Essen überhaupt im Mund ist – manchmal sogar schon, wenn wir nur an die Aussicht auf ein leckeres Essen denken, etwa beim Lesen einer Menükarte.

> **!**
>
> Gründlich Kauen ist der erste wichtige Schritt der Verdauung.

Erst wenn wir uns entschieden haben, das jeweilige Nahrungsmittel zu verspeisen, geben wir es in den Mund. Dort wird es mithilfe von Zähnen, Zunge und Speichel aus den Speicheldrüsen zerkleinert und in einen Brei verwandelt. Dieser Vorgang erfordert gründliches und langes Kauen der Nahrung, um alle aufgenommenen Speisen zu zerkleinern. Nur durch das gründliche Kauen wird die Nahrung ausreichend mit Speichel vermischt und damit auch mit dem Enzym Amylase, das für die Verdauung der Kohlenhydrate zuständig ist. Gründliches Kauen ist unsere einzige bewusste Aufgabe beim Verdauen, alles andere macht unser Körper für uns!

Der zweite Schritt: abwärts geht's die Speiseröhre!

Der Speisebrei wird dann geschluckt und wandert durch den Hals in den Magen. Beim Schlucken öffnet sich der obere Schließmuskel der Speiseröhre ebenso wie die untere Muskulatur am Ausgang der Speiseröhre.

Die Speiseröhre ist etwa 25 cm lang und enthält zahlreiche Speicheldrüsen. Beim Eintreffen des Speisebreis in der Speiseröhre wird ein regelrechter Speichelstrom produziert, der die Nahrung leicht herunterspülen kann. Des Weiteren wird das Hinunterschlucken durch die Muskulatur der Speiseröhre unterstützt. Dabei werden rhythmische Bewegungen (ein Zusammenziehen der Röhre) erzeugt, die den Speisebrei nach unten befördern. Man nennt sie Peristaltik oder peristaltische Kontraktionen.

Am unteren Ende der Speiseröhre befindet sich die untere Ösophagusklappe, kurz UÖS genannt. Sie öffnet sich, um den Speisebrei durchzulassen, schließt sich aber dann gleich wieder, um einen Reflux, also ein Zurückfließen des Mageninhalts, zu vermeiden.

Der dritte Schritt: viel Arbeit im Magen!

Im Magen, einer Ausstülpung im Verdauungstrakt, wird der Speisebrei durch verschiedene Enzyme, Magensäure und Gallenflüssigkeit weiter verdaut. Sie bilden einen sehr wirkungsvollen Magensaft, eine Mischung aus Enzymen, Salzsäure und Schleim. Durch die Aggressivität der Magensäure werden über die Nahrung eventuell aufgenommene Keime und Bakterien abgetötet. Die Freisetzung verschiedener Enzyme (z. B. Pepsin) leitet die Eiweißverdauung ein (siehe auch Abschnitt „Fragen rund um die Magensäure"). Die Gallenflüssigkeit kommt aus dem Zwölffingerdarm (Duodenum) und ist für die Fettverdauung verantwortlich. Es wird also bereits im Magen begonnen, die Nahrung in ihre entsprechenden Grundbausteine wie Aminosäuren, aus denen das Eiweiß zusammengesetzt ist, und Fettsäuren zu zerlegen.

Die Wand des Magens ist sehr muskulös und kann sich stark zusammenziehen. Sie walkt die Nahrung intensiv durch und zerlegt sie in noch kleinere Bestandteile. Damit wandelt sich die Nahrung, egal ob Apfel, Nudeln oder Reis, zu einer breiigen Masse – Chymus genannt –, die weiter in den Dünndarm geschoben wird.

! Bakterien und Keime aus der Nahrung werden durch die aggressive Magensäure abgetötet.

Der vierte Schritt: Verdauung im Dünndarm

Vom Magen wandert der Chymus weiter in den Zwölffingerdarm, den ersten Teil des Dünndarms. Dann geht es weiter durch den drei bis vier Meter langen Dünndarm, wo die Nahrung endgültig in ihre kleinsten Bestandteile zerlegt wird. Aus Fetten entstehen hier Fettsäuren, aus Eiweißstoffen Aminosäuren, aus Kohlenhydraten Glukose. Aus diesen Einzelteilen pickt sich der Körper im Dünndarm nun die Bestandteile raus, die er benötigen kann: nämlich Zucker, Aminosäuren, Fettsäuren, Vitamine und Mineralstoffe. Diese wandern über die Darmwand ins Blut und die Leber und stehen dem Körper als Energieerzeuger oder Bausteine für neues Gewebe zu Verfügung.

! Im Dünndarm werden die Nährstoffe aus unseren Speisen herausgefiltert und gelangen über die Darmwand in die Leber und ins Blut.

Übrig bleibt der restliche unverdauliche Anteil der Nahrung. Er wird in den Dickdarm weitergeschoben. Die Aufgabe des Dickdarms ist es, die Reste anzudicken, ihnen das Wasser zu entziehen und den dann entstandenen Stuhl über den Enddarm und den Anus auszuscheiden. Damit ist der Verdauungsvorgang abgeschlossen.

Ein Blick auf die untere Ösophagusklappe (UÖS) und ihre Funktion

Die untere Ösophagusklappe, die im Weiteren nur noch als UÖS bezeichnet wird, ist ein ringförmiger Muskel am Übergang der Speiseröhre zum Magen. Diese UÖS spielt bei der Entstehung von Sodbrennen eine wichtige Rolle. Ihre Aufgabe ist es, den Nahrungsbrei im Magen zu halten und nicht in die Speiseröhre zurückfließen zu lassen. Ohne diese Einrichtung würde der Nahrungsbrei ungehindert hin und her fließen! Das ist keine angenehme Vorstellung und vor allem funktionell sinnlos. Es kann jedoch leider wirklich passieren, dass dieser Schließmuskel nicht richtig funktioniert oder sogar defekt wird. Dann kann durch diese Fehlfunktion der Mageninhalt in die Speiseröhre zurückfließen und Beschwerden verursachen – das berüchtigte Sodbrennen!

Im gesunden Zustand ist der Schließmuskel die meiste Zeit angespannt und verschließt damit den Magen. Nur beim Schluckvorgang erschlafft er kurz und lässt die Nahrung durch. Nach dem Schluckvorgang schließt er sich sofort wieder.

Manchmal kann sich der UÖS jedoch auch spontan öffnen, ohne dass Nahrung in den Magen will. Man spricht dann von einer spontanen UÖS-Erschlaffung oder medizinisch ausgedrückt: transiente UÖS-Relaxation. Dies kann passieren, wenn der Magen nach dem Essen zu voll ist, oder auch, wenn Sie Luft geschluckt haben und diese Gase wieder nach oben entweichen möchten.

Das macht sich bemerkbar als Aufstoßen – umgangssprach-lich „Rülpsen". Luft schlucken und das damit einhergehende Aufstoßen passiert oft dann, wenn man zu schnell oder zu hastig gegessen hat, aufgeregt oder nervös ist und zu schnell atmet. Auch beim Trinken von kohlensäurehaltigen Getränken kommt es vor. In diesem Falle ist das aufgestoßene Gas Kohlendioxid.

In den genannten Fällen ist die Öffnung der UÖS sinnvoll, damit die Luft wieder entweichen kann, und bei einem gesunden Verdauungssystem auch unproblematisch. Sollte dabei Material aus dem Magen in die Speiseröhre gelangen, wird diese unmittel-bar durch die Bewegungen der Speiseröhre wieder zurückbeför-dert. Ein zusätzlicher Speichelstrom neutralisiert dann die in die Speiseröhre gelangte Säure und man merkt in der Regel nichts davon. Beim gesunden Organismus arbeiten die entsprechenden Mechanismen also in einem ausgeklügelten System zusammen!

> **!**
> Der UÖS öffnet sich manchmal auch spontan, etwa nach dem Essen oder Luft schlucken.

Ein defekter Schließ-muskel trägt maß-geblich zur Entste-hung von Reflux und Sodbrennen bei.

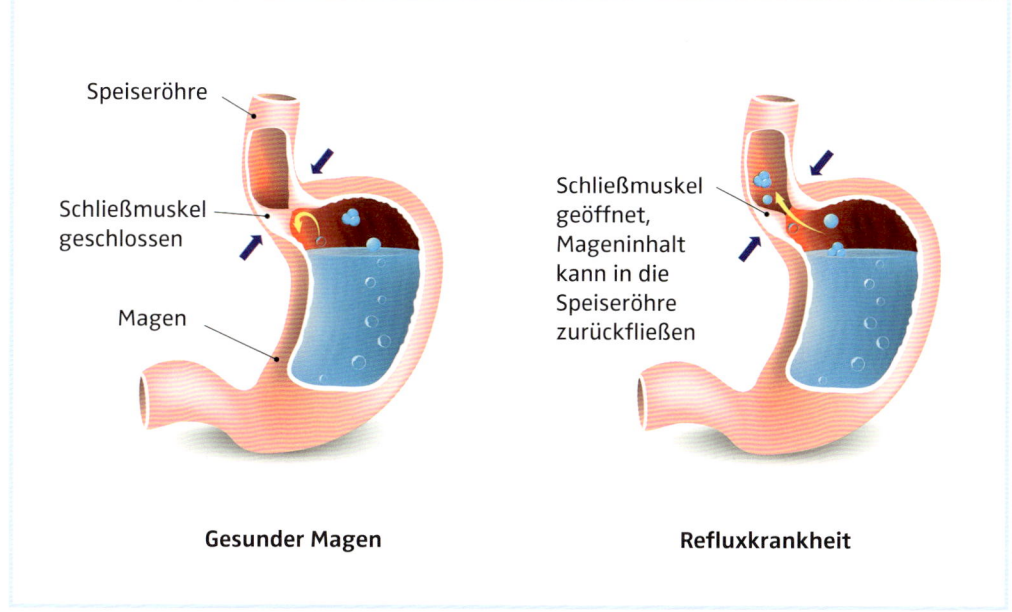

Speiseröhre

Schließmuskel geschlossen

Magen

Schließmuskel geöffnet, Mageninhalt kann in die Speiseröhre zurückfließen

Gesunder Magen

Refluxkrankheit

Problematisch wird es, wenn diese UÖS-Erschlaffung zu häufig auftritt, wie dies bei Patienten mit gastroösophagealer Refluxkrankheit (im Folgenden kurz GERD genannt) der Fall ist. Erstens kommt es dann öfter zu dieser UÖS-Erschlaffung, zweitens leiden die Patienten meist unter einem ständigen natürlichen Druck auf den UÖS. Dadurch wird der Muskel träge und macht irgendwann einfach nicht mehr mit. Es kommt dann nicht nur nach dem Essen zur UÖS-Erschlaffung, sondern auch beim Bücken, Tragen enger Kleidung, Hinlegen und Schlafen. In diesen Fällen wird dann die Schleimhaut der Speiseröhre immer wieder durch die Magensäure gereizt und es kommt zu den brennenden Schmerzen in der Speiseröhre.

Rund um die Magensäure

Die Magensäure hat sehr wichtige Aufgaben im Verdauungssystem. Wie bereits erwähnt, ist sie zusammen mit den Gallensäuren und verschiedenen Enzymen an der Aufspaltung unserer Nahrung in ihre Bestandteile beteiligt. Wie funktioniert das? Die Magensäure stellt im Magen die geeigneten Bedingungen für die Verdauung her, indem sie das Säure-Basen-Gleichgewicht optimiert, sprich den richtigen pH-Wert herstellt, der für die Aufspaltung von Peptidketten und Aminosäuren aus Proteinen und Mineralstoffen (wie Eisen, Kupfer, Zink, Kalzium) notwendig ist. Deswegen ist der pH-Wert im Magen sehr sauer und liegt bei 1–2. Im Vergleich dazu hat der Speichel einen pH-Wert von 6,2–6,8.

Magensäure hilft auch dabei, Proteine zu verdauen, und zwar indem sie die Produktion von Pepsin stimuliert. Pepsin ist das Enzym, das für die Eiweißverdauung notwendig ist.

Eine weitere wichtige Funktion der Magensäure ist es, übermäßiges Wachstum von Bakterien und Pilzen zu verhindern. Das saure Milieu im Magen lässt dort den meisten Bakterien kaum Überlebenschancen. Während in weniger sauren Bereichen des

Magen-Darm-Trakts (Gastrointestinaltrakts), also in Mund, Speiseröhre, Dünndarm und Dickdarm, mitunter sehr viele Bakterien zu finden sind, bleibt der Magen weitgehend steril. So werden also Bakterien, die über Mund und Nase in den Magen gelangen, dort abgetötet und unser Körper wird damit vor möglichen Krankheiten geschützt.

Warum schadet die Magensäure dem Magen nicht, aber der Speiseröhre?

Schon ein kurzer Kontakt der Magensäure mit der Speiseröhrenschleimhaut schädigt die Speiseröhre. Wie kann es da sein, dass der Magen unversehrt bleibt, obwohl er ständig Kontakt mit dieser aggressiven Substanz hat? Diese Frage lässt sich mit der Anatomie der Organe klären: Die Wand der Speiseröhre ist mit anderen Zellen ausgestattet als die des Magens. In der Speiseröhre finden wir flache Zellen, sogenannte Plattenepithelzellen. Im Magen dagegen finden wir Zylinderepithelzellen. Diese sind extrem widerstandsfähig gegen die Säure, die Plattenepithelzellen der Speiseröhre dagegen nicht! Zudem produzieren die Zylinderepithelzellen im Magen auch noch einen speziellen Schleim (basischer Schleim oder Mucus), der die Säure direkt an der Magenwand neutralisiert.

! Die Magensäure spaltet u. a. unsere Nahrung in ihre kleinsten Bestandteile, damit sie für unseren Körper verfügbar werden.

Wie entsteht Magensäureüberschuss?

Häufig hören wir, dass ein Magensäureüberschuss eine der Ursachen für Sodbrennen darstellt. Dann werden Medikamente verschrieben, die das Zuviel an Magensäure und damit das saure Aufstoßen eindämmen sollen. Wenn Sie jedoch an die vielen Aufgaben der Magensäure denken, liegt die Vermutung nahe, dass es gar nicht so sinnvoll ist, die Magensäure zu reduzieren. Je weniger Magensäure vorhanden ist, desto weniger effektiv kann sie wirken. Dies kann wiederum zu gesundheitlichen Problemen führen. Daher sollte man die Ursachen genau analysieren und gegeneinander abwägen, um dann die richtigen Maßnahmen ergreifen zu können. Im Kapitel zu den Ursachen werden Sie auch feststellen, dass die Gründe für Sodbrennen äußerst vielfältig sind und man nicht allein die ganze Schuld nur auf die Magensäure abwälzen darf.

Aber wie entsteht ein „Zuviel" an Magensäure? Es gibt in der Tat einige „Säurelocker", also Lebensmittel, die mehr Magensäure produzieren. Zu diesen „Säurelockern" zählen:

- scharf gewürzte und gesalzene Speisen
- stark gebratene und panierte Speisen
- geräucherte Lebensmittel
- fettreiche Lebensmittel und Frittiertes
- Tomaten
- frisch gebackene Hefeprodukte
- Kaffee
- Pfefferminztee
- Cola
- Alkoholische Getränke (Likör, Schnaps)
- Süßspeisen/Süßigkeiten, vor allem mit hohem Fettgehalt (Schokolade, Nüsse)

Säure- (links) und Basenbilder (rechts) auf einen Blick.

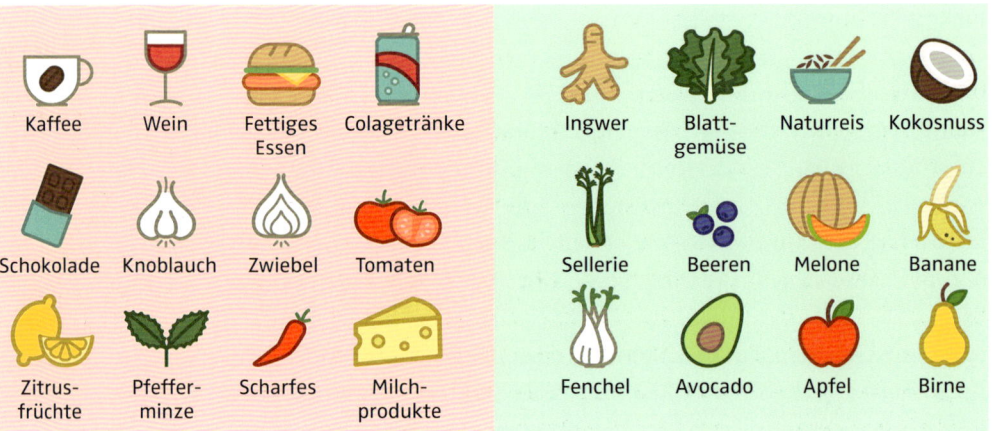

Kaffee	Wein	Fettiges Essen	Colagetränke	Ingwer	Blattgemüse	Naturreis	Kokosnuss
Schokolade	Knoblauch	Zwiebel	Tomaten	Sellerie	Beeren	Melone	Banane
Zitrusfrüchte	Pfefferminze	Scharfes	Milchprodukte	Fenchel	Avocado	Apfel	Birne

Wenn Sie viel von diesen Lebensmitteln verzehren, wird also vom Magen sehr viel Magensäure produziert. Warum? Diese Nahrungsmittel sind in der Regel Säurebildner. Unser Körper ist stets um ein Gleichgewicht im Säure-Basen-Haushalt bemüht. Um dies bei Säure bildenden Lebensmitteln zu erreichen, benötigen die Verdauungsorgane wie Leber, Bauchspeicheldrüse, Gallenblase und Dünndarm mehr Basen für den Verdauungsvorgang. Dazu muss der Magen mehr Natriumhydrogencarbonat produzieren. Das wiederum löst eine übermäßige Salzsäureproduktion aus: Die Belegzellen des Magens produzieren mehr Salzsäure als eigentlich zur Verdauung notwendig wäre.

Mit anderen Worten: Der Magen produziert mehr Magensäure, um die säurebildenden Lebensmittel (die mit wenigen Ausnahmen eher für die Gesundheit ungünstige Lebensmittel sind) schneller zu verdauen. Damit ist der Magen dann schlicht und einfach überfordert. Kommen eventuell noch Stress, zu hastiges Essen, zu große Nahrungsmengen hinzu, ist eine dauerhafte Überproduktion von Magensäure zu erwarten, mit Folgen wie Sodbrennen, aber auch Übelkeit, Erbrechen, Bauchschmerzen, Völlegefühl oder saurem Aufstoßen.

Wie entsteht Magensäuremangel?

Genau wie zu viel Magensäure kann auch zu wenig davon Sodbrennen auslösen. Was passiert in diesem umgekehrten Fall, wenn der Magen nicht in der Lage ist, ausreichend Magensäure zu produzieren? Wie kommt es zu diesem Mangel?

Es ist bekannt, dass die Produktion der Magensäure über die Lebensjahre hinweg abnimmt: Während nur 4 % der 20-Jährigen darunter leiden, sind drei Viertel der über 60-Jährigen davon betroffen. Ursache für diesen Rückgang der Magensäure ist in diesem Falle ein Verlust der säureproduzierenden Belegzellen in der Magenschleimhaut. Dieses Phänomen hat auch einen Namen: Es wird als atrophische Gastritis bezeichnet. Interessanterweise lei-

!

Auch auf zu wenig Magensäure folgen unerwünschte Effekte wie übermäßige Bakterienbesiedelung oder Nährstoffmangel.

den auch viele der beschwerdefreien (nicht von Sodbrennen betroffenen) gesunden über 60-Jährigen an dieser atrophischen Gastritis.

Welche Folgen hat ein Mangel an Magensäure? Halten wir uns dazu die Aufgaben der Magensäure vor Augen: Schutz vor Bakterien und Krankheitserregern, Aufspaltung unserer Nahrung in ihre Bestandteile, Eiweißverdauung … Ist zu wenig Magensäure vorhanden, so können diese Aufgaben nicht zufriedenstellend erfüllt werden:

- Krankheitserreger und Bakterien fühlen sich im wenig sauren Milieu pudelwohl und breiten sich aus, was zu Entzündungen, Bauchschmerzen, Blähungen, Verstopfung, Durchfall, Unwohlsein und auch zu einer erhöhten Anfälligkeit für Infektionen (Salmonellen etc.) führen kann.
- Unsere Nährstoffe, Vitamine, Mineralstoffe, Aminosäuren können nicht optimal verwertet werden, was auf Dauer zu einem Nährstoffmangel führt.

Die Folgen können gravierend sein. Neben Allergien, Asthma, Hautkrankheiten (Dermatitis, Nesselsucht) können auch Osteoporose, Typ-1-Diabetes, Colitis ulcerosa oder Magenkrebs entstehen.

Was ist nun schuld am Sodbrennen: Magensäureüberschuss oder -mangel?

Sie haben gesehen, wie enorm wichtig es, ein Gleichgewicht im Körper herzustellen. Egal ob zu wenig oder zu viel Magensäure, ob zu sauer oder zu basisch – beides schädigt auf Dauer den Organismus!

Für dieses Gleichgewicht ist in der Regel unser Säure-Basen-System zuständig. Doch wenn wir unserem Körper von außen stetig und ständig das Falsche zuführen und oder uns vielleicht zusätzlich in einem ständigen emotionalen Stresszustand befinden – eine wichtige Ursache für Sodbrennen, wie Sie noch sehen werden –, schafft es das ausgeklügelste System der Welt mit der Zeit nicht mehr, dieses Gleichgewicht herzustellen. Wir müssen unseren Körper und unseren Geist also entsprechend unterstützen, damit dieser seine volle Funktionsfähigkeit erhalten kann.

Wie es funktionieren kann, bei Magensäuremangel oder -überschuss wieder ein Gleichgewicht herzustellen, erfahren Sie im späteren Verlauf dieses Ratgebers, doch nun kommen wir erst einmal zu weiteren Ursachen, Auslösern und Risiken für Sodbrennen – denn das Spektrum ist groß!

Bleiben Sie auch beim Arzt kritisch!

Leider ist es heute in der Medizin meistens noch so, dass Sodbrennen eher dem Magensäureüberschuss zugesprochen wird und ein Magensäuremangel häufig nicht erkannt wird. Es klingt ja auch irgendwie logischer. Aber so einfach ist es eben doch nicht.

Wenn Sie also Ihren Hausarzt aufsuchen und dieser einen Magensäureüberschuss diagnostiziert und vielleicht auch noch entsprechende Medikamente zur Senkung der Säure einsetzen möchte, bleiben Sie kritisch. Die Medikamente bekämpfen nur die Symptome, nicht die Ursache.

Zudem ist es heute möglich, die Magensäure anhand einer sogenannten Refluxmessung genau zu bestimmen. Mit diesen echten Messwerten können klarere Diagnosen gestellt werden als mit Vermutungen. Leider ist diese Messung sehr aufwändig und wird nur von Spezialisten durchgeführt. Bei starken Beschwerden und chronischem Sodbrennen ist es jedoch eine Überlegung wert, sich in die Hände solcher auf Reflux spezialisierten Ärzte zu begeben, um die Ursachen korrekt diagnostizieren zu können.

Ursachen, Risiken, Auslöser – ein großes Spektrum!

Da das Spektrum der Ursachen sehr groß ist, beginnt dieses Kapitel mit einer Grafik, die alle bekannten Ursachen zusammenfassend darstellt. Übergeordnet wird Sodbrennen in drei Formen eingeteilt: die Refluxkrankheit, der Hypersensitive Ösophagus und die funktionellen Beschwerden.

Ursachen und Erkrankungen, die Sodbrennen zugrunde liegen können

Sodbrennen						
Refluxkrankheit (GERD)		Hyper-sensitiver Öso-phagus	Funktionelle Beschwerden			
Nicht-erosive Reflux-krankheit (NERD)	Reflux-Öso-phagitis (ERD)		Funk-tionelles Sod-brennen	Irritabler Öso-phagus	Nicht-ulzeröse Dyspepsie

Refluxkrankheit (GERD)

Mit Reflux ist der sogenannte gastroösophageale Reflux gemeint, also der Rückfluss von Mageninhalt in die Speiseröhre. Das Wort Reflux kommt vom lateinischen Wort „refluare" und bedeutet „zurückfließen". Die englische Abkürzung GERD stammt von „gastroesophageal reflux disease", auf Deutsch also die gastroösophageale Refluxkrankheit.

Bei dieser Störung funktioniert der Schließmuskel, der die Speiseröhre vom Magen trennt, also der UÖS, nicht richtig, sodass Speisebrei vom Magen zurück in die Speiseröhre fließen kann. Dort kann er je nach Menge der Magensäure im Mageninhalt, nach Häufigkeit und Dauer des Refluxes zu einer Refluxkrankheit (GERD) führen. Diese Erkrankung kann nun in zwei Unterformen eingeteilt werden: die Refluxösophagitis (ERD) und die nicht-erosive Refluxkrankheit (NERD).

Reflux wird dann zur Refluxkrankheit, wenn durch die Beschwerden die Lebensqualität der Betroffenen mehr oder weniger stark beeinträchtigt wird und/oder bereits ein Krebsrisiko vorhanden ist. Denn leider kann durch die ständige Reizung der Speiseröhre dort ein Tumor entstehen. Jedes Jahr erkranken in Deutschland etwa 8000 Männer und 3100 Frauen an dieser Krebsform. Mit einem Anteil von 3 % aller bösartigen Tumorformen ist Speiseröhrenkrebs (Ösophaguskarzinom) zwar eine relativ seltene Krebserkrankung, doch könnte sie durch präventive Maßnahmen und auch durch regelmäßige und rechtzeitige Vorsorgeuntersuchungen vermieden werden.

ERD und NERD

Bei etwa 20 bis 50 % der Patienten führt GERD zu einer Entzündung in der Speiseröhre, die mit endoskopisch sichtbaren, negativen Veränderungen der Schleimhaut der Speiseröhre verbunden ist. Diese Unterform von GERD nennt man Refluxösophagitis oder ERD (*erosive reflux disease*).

Bei den verbleibenden von GERD betroffenen Patienten sind keine nachweisbaren Schleimhautveränderungen vorhanden. Man spricht dann von NERD, *der nicht-erosiven Refluxkrankheit (non-erosive reflux disease)*. Sie geht mit den gleichen Symptomen einher, also Sodbrennen, Aufstoßen, Übelkeit, Erbrechen.

Hypersensitiver Ösophagus

Ein hypersensitiver Ösophagus liegt bei Patienten vor, die in der Regel eine normale Belastung der Speiseröhre mit Säure haben, bei denen aber Sodbrennen oder andere Symptome wie Aufstoßen, Erbrechen, Übelkeit, Verschlucken von Speiseresten in direktem Zusammenhang mit einem Refluxereignis auftreten, wenn es also spontan zu einem Rückfluss von Magensäure in die Speiseröhre kommt. Das bedeutet, dass diese Patienten eine niedrigere Schmerzschwelle in der Speiseröhre haben und es dann entsprechend schnell und sehr deutlich spüren, wenn Magensäure aus dem Magen austritt.

Ob tatsächlich ein Zusammenhang besteht, kann zum Beispiel mit einer pH-Metrie (Säuremessung) der Speiseröhre herausgefunden werden. Bei dieser Messung, die 24 Stunden dauert, wird eine kleine Sonde über die Nase in den Rachenraum eingeführt und etwa 5 cm über dem Schließmuskel des Magens positioniert. Während der Messung drückt der Patient Symptomtasten auf einem angeschlossenen Aufnahmegerät. Die Auswertung zeigt dann, ob die Beschwerden (wie Sodbrennen oder Husten) durch Reflux hervorgerufen werden oder nicht. Bei Menschen mit einer Refluxkrankheit findet sich häufig eine erhöhte Refluxzahl, eine erhöhte Säurebelastung der Speiseröhre und ein Zusammenhang zwischen Reflux und Beschwerden.

Funktionelle Beschwerden

Liegen trotz Refluxbeschwerden keine auffälligen organischen Befunde vor, so spricht man von funktionellen Refluxbeschwerden. Es handelt sich dabei dann um eine Störung der Bewegungsabläufe von Speiseröhre und Magen. Messbar ist dies auch mit der oben beschriebenen ph-Metrie. In der Regel wird diese Messung auf jeden Fall vor einer Antireflux-Operation durchgeführt und von einigen auf Reflux- und Sodbrennen spezialisierten Ärzten und Therapiezentren angeboten, um die genauen Ursachen für die Beschwerden diagnostizieren zu können.

Krankheiten als Ursache

Diabetes mellitus

Menschen mit Diabetes mellitus leiden überdurchschnittlich häufig auch an Sodbrennen. Dabei ist es egal, ob es sich um Diabetes Typ 1 oder Typ 2 handelt. Es wird vermutet, dass durch die erhöhten Zuckerwerte im Blut auch kleinste Äderchen und Nervenfasern leiden, und zwar in der Art, dass Körperfunktionen nur noch eingeschränkt reguliert werden können. Man spricht dann von autonomer diabetischer Neuropathie. Davon sind auch Speiseröhre und Magen betroffen: Die beiden Schutzmechanismen

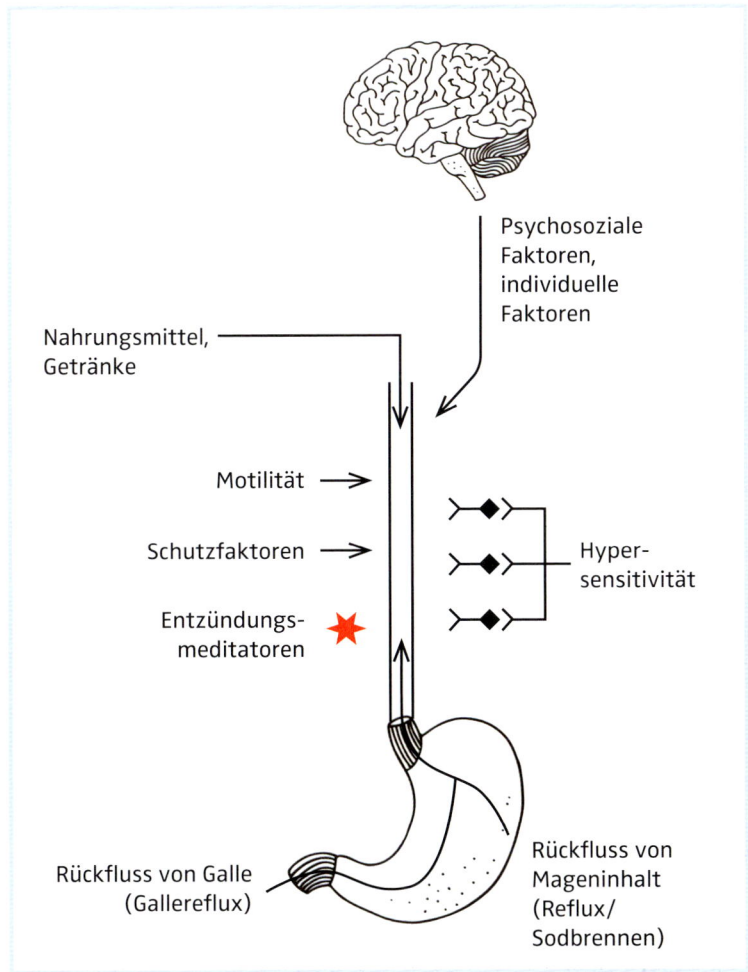

Faktoren, die die Entstehung von Reflux beeinflussen

gegen Rückfluss der Magensäure, die Pumpbewegung der Speiseröhre und UÖS, funktionieren nicht mehr richtig. Das führt dann zu Reflux und/oder Sodbrennen.

Asthma

Asthmatiker leiden vier- bis fünfmal häufiger unter Reflux als Nicht-Asthmatiker. Wissenschaftler sind sich jedoch uneinig, ob Asthma durch Reflux hervorgerufen wird oder eher umgekehrt.

Die meisten Wissenschaftler sind der Ansicht, dass es durch den Rückfluss von Magensäure in die Speiseröhre, aber auch weiter bis in den Kehlkopf, den Rachenraum, Mund und Nase, die Nasennebenhöhlen und auch Bronchien und Lunge dort zu fatalen Folgen kommen kann. Auf der Liste stehen zum Beispiel kariöse Zähne oder auch säureversursachtes Asthma.

Doch andere Ärzte wiederum sind genau gegenteiliger Ansicht, sprich bereits vorhandenes Asthma oder eine andere Atemwegserkrankung seien die Ursache für Sodbrennen. Begründet wird dies damit, dass eine erschwerte Atmung physikalische Folgen auf Brustkorb und Bauchraum hat, die dann zu einem gastroösophagealen Reflux führen:

- Durch die erschwerte Atmung ändern sich die Druckverhältnisse in der Speiseröhre. Normalerweise liegen die Organe bei einer gesunden Atmung eng beieinander, bei Asthma nicht, sodass Mageninhalt leichter nach oben steigen kann.
- Bei Asthmatikern kann der Druckunterschied zwischen Bauch- und Brustraum während der Atmung auf das Zwanzigfache des Normalen ansteigen. Dies kann auf Dauer den UÖS schwächen.
- Der obere Schließmuskel kann durch die funktionell chronisch erschwerte Atmung geschwächt werden. Dadurch dringt Luft von oben in die Speiseröhre, was wiederum den UÖS entspannt und damit hat die Magensäure freie Fahrt nach oben.

Ein letzter und besonders wichtiger Faktor sind auch die Medikamente, die Asthmatiker einnehmen müssen. Darunter sind einige, die Sodbrennen verursachen können, beispielsweise diverse Asthmasprays. In diesem Fall sollte unbedingt mit dem Arzt geklärt werden, ob das Medikament ersetzt oder gar weggelassen werden kann. Falls dies nicht möglich ist, können auch eine Dosisveränderung, eine Einnahme säurebindender Medikamente oder auch ganz einfache Maßnahmen wie Ernährungsumstellung, weniger Rauchen, eher mit erhobenem Oberkörper schlafen, Linderung bringen.

> **!**
>
> Einige Medikamente, die Asthmatiker einnehmen müssen, können Sodbrennen verursachen.

Zwerchfelldurchbruch

Das Zwerchfell ist ein Muskel, der die Bauchhöhle von der Brusthöhle trennt. Es ist unser wichtigster Muskel für die Atmung und damit maßgeblich an der Atmung beteiligt. Beim Einatmen gelangt Luft über den Mund oder die Nase in die Luftröhre und weiter in die Lunge. Diese weitet sich und füllt den gesamten Brustraum durch Herausdrücken der Rippen und Herunterziehen des Zwerchfells mit Luft.

Von Zwerchfelldurchbruch oder auch Hiatushernie spricht man, wenn das Zwerchfell nicht mehr seiner Aufgabe nachkommt, Brust- und Bauchhöhle zu trennen. Beispielsweise können an der Durchtrittsstelle der Speiseröhre mit dem Alter das Bindegewebe und die umliegenden Muskeln erschlaffen, sodass eine Öffnung entsteht. Dadurch kann es dann passieren, dass sich der Magen oder Teile davon durch die Öffnung in den Brustraum verlagern. Vermutlich leben etwa 60 % der Betroffenen mit diesen Symptomen, allerdings oft beschwerdefrei. Doch bei 10 % kommt es zu den bekannten Beschwerden wie Schluckbeschwerden oder Sodbrennen.

Sklerodermie

Die Sklerodermie gehört zu den Autoimmunerkrankungen. Dabei kommt es zu einer Vermehrung bzw. Verhärtung des Bindegewebes. Es kann allein die Haut betroffen sein, aber auch innere Organe wie Lunge, Herz, Darm und Nieren.

Typische Symptome sind das Auftreten von Schluckstörungen und/oder Sodbrennen. Durch die Vermehrung des Bindegewebes in der Speiseröhrenwand kommt es zu einer Beeinträchtigung der wellenförmigen Pumpbewegung der Speiseröhre Richtung Magen. Dies begünstigt die Entstehung eines Refluxes, aber auch einen möglichen Zwerchfelldurchbruch.

Medikamente

!

Sollten Sie Medikamente einnehmen müssen und stellen Sodbrennen oder andere Nebenwirkungen fest, sprechen Sie bitte mit Ihrem Arzt darüber. Vielleicht ist es möglich, das Medikament gegen ein anderes auszutauschen oder gar abzusetzen.

Wie bereits unter dem Punkt Asthma angedeutet, gibt es einige Medikamente, die Sodbrennen verursachen können. Dies gilt (leider) nicht nur für Asthmasprays! Viele Medikamente können entweder als Einzelmittel oder in verschiedensten Kombinationen Sodbrennen auslösen oder verstärken. Bisher sind die Ursachen für diese unerwünschten Nebenwirkungen leider noch nicht besonders intensiv erforscht worden. Zu den Medikamenten, die Sodbrennen verursachen können, zählen beispielsweise Antirheumatika, Lipidsenker, Cholesterinsenker, Immunsuppressiva, diverse Schmerzmittel, Antiepileptika, Opioide oder auch Parkinsonmittel.

Auslöser: Lebensstil und Ernährung

Lebensstil – Stress und psychische Probleme

Auch wenn die Verdauung unbewusst abläuft, so können doch psychische Faktoren großen Einfluss auf Sodbrennen nehmen. Viele Jahrzehnte lang wurden Geist und Körper in der Medizin getrennt betrachtet, Krankheiten wurden folglich in erster Linie mit Medikamenten behandelt. Man spricht vom biomedizinischen Modell, nach dem der Geist nur für Emotionen zuständig ist und keine Verbindung zum Körper hat.

Heute wissen wir, dass Geist und Körper nicht getrennt betrachtet werden dürfen. So wissen wir, dass beispielsweise gute oder schlechte Lebensereignisse einen großen Einfluss auf unser Immunsystem haben oder auch, dass eine angemessene soziale Unterstützung Krankenhausaufenthalte verkürzen kann. Das biomedizinische Modell wurde umgewandelt in ein biopsychosoziales Modell unseres Körpers: Eine körperliche Erkrankung (bio) ist vorhanden, doch ist diese eng verwoben mit den psychischen und sozialen Komponenten des Lebens.

Nach diesem Modell können Beschwerden bei Sodbrennen durch ein gestörtes Wechselspiel von Körper und Psyche zustande kommen. Man spricht dann von einer psychosomatischen Erkrankung. Das Auftreten von Sodbrennen hängt dann mit einer besonders belastenden Lebenssituation zusammen: Wird Stress sprichwörtlich „hinuntergeschluckt" und „in sich hineingefressen", so verkrampft sich der Magen und produziert zu viel Magensäure. Das Ergebnis: Sodbrennen.

Hat Sodbrennen psychische Ursache, kann neben Maßnahmen zur Stressbewältigung oder Sport eine psychologische Beratung oder Psychotherapie effektiv helfen. Auch medizinische Fachgesellschaften empfehlen eine psychotherapeutische Behandlung – nämlich dann, wenn die medikamentöse Therapie nicht hilft oder wenn klare psychische Faktoren wie beispielsweise Stress vorliegen.

Wichtig ist es, einen gesünderen Umgang mit Stress und den Krankheitssymptomen zu erlernen und Prozesse, die die Krankheitsentwicklung fördern, zu stoppen. Die Patienten können dadurch entspannter mit ihren Beschwerden umgehen und ein erfüllteres Leben führen. Welche Möglichkeiten zur Stressbewältigung es gibt, lesen Sie unter den Maßnahmen gegen Sodbrennen.

Die Bedeutung des Körpergewichts bei Sodbrennen

Verlockungen an jeder Ecke, überall und immer bekommt man etwas zu Essen, zu süß, zu fettig, zu salzig: Nahezu jeder Dritte in unserer modernen Überflussgesellschaft leidet an Übergewicht. Die Risiken, dadurch an Herzinfarkt, Diabetes mellitus oder Gicht zu erkranken, sind weitläufig bekannt.

Sieht man sich jedoch die Datenlage bezüglich eines Risikos für Sodbrennen durch Übergewicht an, ist diese eher widersprüchlich. Meistens hört oder liest man, dass vor allem Menschen, die im Oberbauchbereich zu viele Kilos angelagert haben – man nennt das den Apfeltyp (im Unterschied zum Birnentyp mit Fetteinlagerung um die Hüften herum) –, häufiger an Sodbrennen leiden als Normalgewichtige. Begründet wird dies damit, dass das Bauchfett gegen den Magen drückt, der Magen dann gegen den UÖS drückt und dieser sich dadurch öffnen kann und die Magensäure freie Bahn nach oben hat. Das klingt im ersten Moment einleuchtend und man fragt nicht weiter nach.

Gewichtsabnahme ist ein erster Schritt gegen Sodbrennen – auch wenn Sie es damit nicht sofort beseitigen.

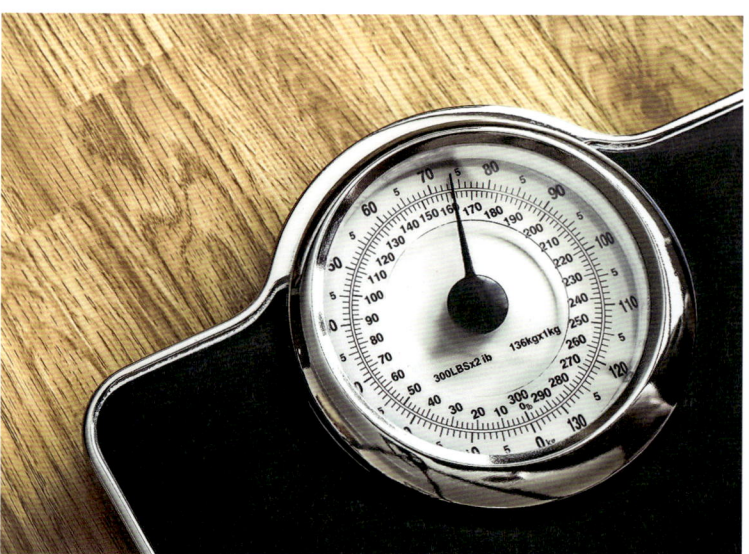

Nun könnte man meinen, dass eine Gewichtsabnahme auf Normalgewicht den Betroffenen von seinem brennenden Leiden befreien würde. Leider haben Studien jedoch ergeben, dass genau das häufig nicht der Fall war. Trotz Gewichtsreduktion blieb das Sodbrennen erhalten.

Trotzdem: Auch wenn Sie Ihr Sodbrennen mit einer Gewichtsabnahme vielleicht nicht sofort beseitigen, ist es ein erster Schritt und Sie können sich damit viele andere Erkrankungen ersparen!

Einfluss der Nährstoffzusammensetzung

Es ist bekannt, dass die Zusammensetzung der Nahrung den Tonus des UÖS beeinflussen kann. Daher kommt dem Verhältnis von Kohlenhydraten, Eiweiß und Fett in der täglichen Ernährung eine besondere Bedeutung zu!

Fett reduziert den Tonus (= Spannungszustand) des Schließmuskels um ca. 30 %, was die Symptomatik verstärken kann. Als Ursache wird eine vermehrte Freisetzung des Hormons Cholezystokinin vermutet. Beim Vergleich einer Gabe von Vollmilch und einer Gabe von Magermilch, ist der Spannungszustand des UÖS bei Vollmilch geringer. Der UÖS arbeitet also schlechter und Sodbrennen kann entstehen. Kohlenhydrate vermindern den Tonus nur unwesentlich, eiweißreiche Mahlzeiten hingegen können die Spannung um bis zu 50 % steigern und so die Symptome vermindern. Grund ist, dass nach einer eiweißreichen Mahlzeit die Konzentration des Hormons Gastrin um ein Vielfaches ansteigt, während es bei einer fett- und kohlenhydratreichen Mahlzeit nahezu unverändert bleibt. Gastrin ist das Hormon, das die Produktion von Magensaft stimuliert und den Verschluss des UÖS verstärkt. Es ist bekannt, dass der Muskeltonus bereits durch relativ geringe Gastrinmengen erhöht wird, während die Säuresekretion in der Magenschleimhaut durch geringe Gastrinmengen nicht oder nur unwesentlich stimuliert wird.

Ungleichgewicht im Säure-Basen-Haushalt

Eine Übersäuerung des Körpers kann häufig durch einen ungesunden Lebensstil und besonders durch eine zu fleischbetonte Ernährung verursacht sein. Die moderne Ernährungswissenschaft lehnt zwar die Säure-Basen-Theorien als nicht bewiesen ab, vergleicht man jedoch die Ernährungsempfehlungen der ernährungswissenschaftlichen Fachgesellschaften (dazu später mehr) mit denen aus der Säure-Basen-Lehre, so gibt es doch sehr viele Parallelen, wenn auch die dahinterstehenden Theorien etwas voneinander abweichen mögen.

Grob werden nach der Säure-Basen-Lehre unsere Lebensmittel in Säure- und Basenbildner eingeteilt. Nicht nur Fleisch ist ein Säurebildner, auch Alkohol, Fett, Getränke mit Kohlensäure, Kaffee, schwarzer Tee, Nikotin, Weißmehlprodukte und Zucker – also alle Lebensmittelgruppen, bei denen grundsätzlich Mäßigung oder Verzicht empfohlen wird.

Diese durch besagte Lebensmittel entstandene Übersäuerung des Körpers hat Folgen auf Körperfunktionen, wie Durchblutung der Organe, Bindegewebe, Muskeln, Knochen und Gelenke. Laut Säure-Basen-Theorie kann die Säure hier negativ wirken, sodass es in den Zellen zu Störungen der Energieversorgung kommen kann, Zucker nur schlecht verwertet werden kann, Enzymwirkungen gehemmt und die Antikörperbildung behindert werden. Damit steigt das Risiko für verschiedenste Erkrankungen, wie Harnsteine, Diabetes mellitus, diverse Infektionskrankheiten, Müdigkeit, Übelkeit, Erbrechen, Depression.

Die Mechanismen im Magen sind bekannt: Durch eine fleischlastige, säurebildende Kost wird die Säureproduktion angeregt, sodass schlichtweg mehr Säure vorhanden ist. Das Risiko für eine Refluxkrankheit ist erhöht.

Insgesamt führt eine Übersäuerung nicht unbedingt nur zu einer stärkeren Magensäureproduktion, auch andere Körperfunktionen können dadurch gestört werden. Andererseits lässt sich ein Zuviel an Magensäure nicht ausschließlich auf eine Übersäuerung zurückführen.

Auslöser fettiges Essen

Fett ist ein Geschmacksträger – er macht das Essen oft erst richtig lecker! –, doch zu viel Fett verursacht Sodbrennen und Refluxbeschwerden. Einen Grund haben Sie ja schon kennengelernt, die Reduktion des Muskeltonus des UÖS.

> **!**
> Sodbrennen ist nur die erste Abwehrreaktion unseres Körpers gegen ungesunde, fettreiche, frittierte Speisen.

Zudem entstehen beim Frittieren zahlreiche ungesunde Fette, die sogenannten Transfette, die mit weiteren Erkrankungen in Verbindung stehen, wie Arteriosklerose, Diabetes mellitus, Autoimmunerkrankungen, Alzheimer oder Krebs.

Hier stehen vor allem sehr fettreiche Nahrungsmittel wie Eiscreme, Schlagsahne oder solche, die mit sehr viel Fett zubereitet werden, also alles Frittierte wie Pommes frites, Chips oder auch fettreiche Wurst, auf der Risikoliste ganz weit oben. Diese Produkte sind zudem auch Säurebildner und schwer verdaulich: das Refluxrisiko steigt!

Auslöser Fehlernährung („Problemesser")

Alle Menschen essen gerne. Essen ist Genuss. Doch leider haben auch sehr viele von uns kein normal ausgeprägtes Essverhalten mehr. Sei es, weil sie es in der Kindheit nicht anders gelernt haben oder weil sie sich nicht mit dem Thema auseinandersetzen und es nicht besser wissen. Viele von uns essen das, was ihnen schmeckt, wählen nicht nach Gesundheitsperspektiven aus und sehen nicht, welche Konsequenzen dieses Verhalten haben kann. Dazu zählen Menschen, die zu häufig essen, die zu viel und alles essen und diejenigen, die zu schnell essen. Dies kann bei jungen und gesunden Menschen anfangs noch gut gehen, mit den Jahren wird unser Körper sich jedoch meistens in irgendeiner Form rächen.

In Bezug auf das Risiko für Sodbrennen gibt es Zeiten, zu denen man nicht essen sollte, wie vor dem Sport oder vor dem

Schlafengehen. Die liegende Position beim Schlafen direkt nach einer Mahlzeit begünstigt den Rückfluss der Magensäure in die Speiseröhre. Eine generelle Empfehlung ist daher, die letzte Mahlzeit spätestens vier Stunden vor dem Schlafengehen einzunehmen.

Zu schnelles Essen birgt die Gefahr, zu viel Luft zu schlucken. Denn diese Luft will aus dem Magen wieder heraus und die Folge ist Aufstoßen und ein damit einhergehendes Öffnen des UÖS, die bekannte Folge: Reflux! Wenn Sie zu viel essen, wird der Magen übermäßig gedehnt und der Inhalt drückt wieder auf den UÖS, bekannte Folge: Reflux!

Vor allem, wenn Sie bereits refluxgefährdet sind oder darunter leiden, und sich in den Beschreibungen wiederfinden, sollten Sie sich über Ihre Ernährungsgewohnheiten bewusst werden. Warum brauchen Sie so häufig Nahrung? Was essen Sie? Wie viel essen Sie und wann? Warum essen Sie zu schnell? Mein Tipp: Beobachten Sie sich ganz genau!

Essen Sie langsam und in Ruhe, konzentrieren Sie sich auf Ihr Essen, essen Sie nicht nebenbei. Halten Sie drei bis fünf kleinere Mahlzeiten ein und hören Sie mit dem Essen auf, wenn Ihr Körper Ihnen das Signal der Sättigung gibt.

Auslöser konzentrierter Zucker

Konzentrierten Zucker finden wir mittlerweile in nahezu 95 % aller konsumierten Lebensmittel. Es ist ein Zucker, der einzeln, also ohne Verbindung mit anderen Nährstoffen, in den Körper gelangt. Zum Verständnis ein Beispiel: In natürlichen Lebensmitteln wie Äpfeln oder Tomaten ist Zucker in Form von Fruchtzucker zusammen mit anderen Bestandteilen wie Mineralstoffen, Vitaminen, Spurenelementen und Ballaststoffen vorhanden und gelangt in diesem Komplex in den Körper. In dieser Form dient er als Energielieferant und kann kaum Schaden anrichten. In vielen bearbeiteten Produkten jedoch sowie in allen Süßspeisen, Schokoladen, Kuchen, Torten, Limonaden und anderen ist der Zucker nicht in diesem Nährstoff-Komplex vorhanden, sondern gelangt einzeln als konzentrierter Zucker in unseren Körper. Da es mittlerweile unendlich viele solcher Produkte gibt und wir zu viel davon konsumieren, kann dieser konzentrierte Zucker leider großen Schaden anrichten – Sodbrennen ist in diesem Zusammenhang nur eins von vielen Themen.

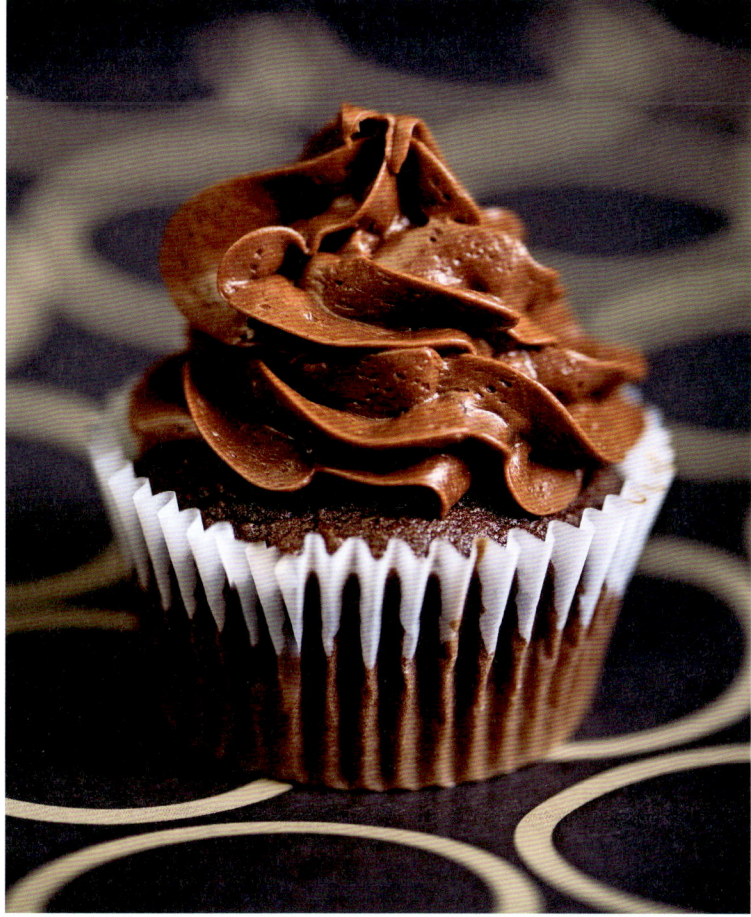

Durch den Genuss von Kuchen und anderen Süßigkeiten gelangt der Zucker konzentriert in unseren Körper.

Auslöser Alkohol

Bereits bekannt ist Ihnen, dass durch Alkohol die Magensäureproduktion angekurbelt wird. Aber nicht nur das. Alkohol reizt auch die Magenschleimhaut – bei übermäßigem Konsum von Alkohol kann dies zu Magenschleimhautentzündungen führen.

Des Weiteren beeinträchtigt Alkohol die Funktion des Schließmuskels der Speiseröhre. Die Muskelspannung des UÖS wird herabgesetzt und damit kann die Magensäure leichter in die Speiseröhre zurückfließen. Außerdem wird die Herstellung von Histamin angekurbelt. Diese Substanz der Immunabwehr ist beispielsweise dafür verantwortlich, dass ein Mückenstich rot wird und juckt. Daher ist es nicht verwunderlich, dass man sich nach ausgiebigem Alkoholgenuss sehr unwohl fühlt: Stellen Sie sich vor, Ihre Magenschleimhaut müsste mit den juckenden Folgen eines sehr großen Mückenstichs fertig werden.

Vor allem Getränke mit einem sehr hohen Alkoholgehalt (über 15 %) kurbeln die Magensäureproduktion so richtig an.

> **!**
>
> Eierlikör enthält ca. 20 %, Wodka ca. 38 % und Whiskey ca. 50 % Alkohol.

Dass Sie auch beim Konsum von Bier, das ja meist nur 5 % Alkoholgehalt hat, Sodbrennen bekommen, liegt daran, dass Alkohol generell die Spannung der Muskulatur senkt. Damit funktioniert auch der Schließmuskel nicht mehr so gut. Nicht nur Whiskey schadet unserem Körper, auch Bier! Wer zu Sodbrennen neigt, sollte am besten vollständig auf Alkohol verzichten.

Auslöser Nikotin

Im ersten Moment fragen Sie sich vielleicht, welchen Zusammenhang es hier geben kann. Wie kann Nikotin Sodbrennen auslösen, wenn wir doch den Rauch einatmen und dieser nicht durch die Speiseröhre gelangt?

- Nikotin ist ein Nervengift, das in jeder Darreichungsform auf Dauer der Gesundheit schadet.

- Die Schadstoffe aus dem Tabakrauch lagern sich zehnmal mehr im Speichel an als im Blut. Der Speichel wird heruntergeschluckt und kann dann, versetzt mit den ganzen Schadstoffen, die Schleimhaut der Speiseröhre angreifen und schädigen.
- Nikotin schwächt den Schließmuskel. Der Muskel kann den Rückfluss von Magensäure in die Speiseröhre dann schlechter verhindern.
- Rauchen regt die Produktion von Magensäure an – durch Nikotin ist also mehr da, was aufgestoßen werden kann.

Auch E-Zigaretten können Sodbrennen verursachen. Sie enthalten zwar weniger bekannte Schadstoffe als Tabakprodukte und werden verdampft anstatt verbrannt, doch E-Zigaretten enthalten genauso viel Nikotin. Bei E-Zigaretten kommt es leichter zu Überdosierungen, wenn man zu stark, zu oft oder zu lange daran

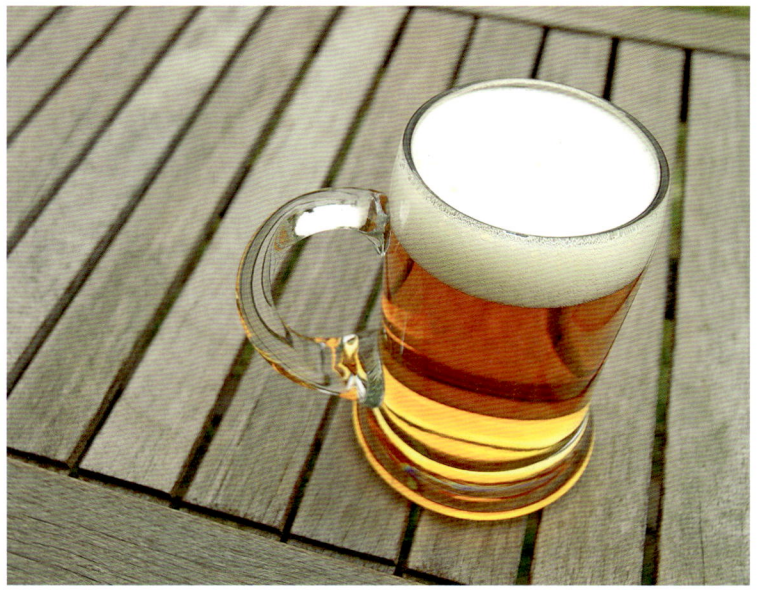

Auch Getränke, die weniger Alkohol enthalten, können Sodbrennen auslösen.

zieht. Sodbrennen und auch andere Magenbeschwerden entstehen, wenn Dampf, nikotinhaltiges Kondensat oder (besonders schädlich) das Liquid verschluckt wird.

Sodbrennen gehört auch zu den Nebenwirkungen von Nikotinkaugummis, tritt aber eher bei Überdosierung, Nichtbeachtung der Kauanweisung oder dann auf, wenn man zusätzlich raucht. Bei falscher Einnahme können auch Übelkeit, Kopfschmerzen und Abgeschlagenheit auftreten. Wenn Sie sich genau an die Anwendungshinweise halten und dennoch brennende Beschwerden haben, versuchen Sie, die Dosis zu reduzieren.

Ein Zusammenhang zwischen Nikotinpflastern und Sodbrennen ist nicht eindeutig bewiesen. In klinischen Studien wird als seltene Nebenwirkung von Nikotinpflastern über Bauchschmerzen, Verdauungsstörungen und Sodbrennen berichtet. Möglicherweise handelt es sich dabei jedoch um Entzugssymptome, weil der Stoffwechsel sich noch nicht an die geänderte Nikotinzufuhr angepasst hat.

Auslöser Schwangerschaft
Zwischen 40 % und 80 % aller Schwangeren sind, meist im letzten Drittel der Schwangerschaft, von Sodbrennen betroffen. Hauptursache ist ein gestörter Verschlussmechanismus des UÖS. Dafür gibt es in der Schwangerschaft gleich mehrere Gründe:
Wachstum der Gebärmutter: Die Gebärmutter, die normalerweise etwa birnengroß knapp unter dem Bauchnabel liegt, wird durch das Wachstum des Babys während der Schwangerschaft immer größer und nimmt somit sehr viel Platz im Bauchraum ein. Dadurch schiebt sie, je nach Wachstum, auch den Magen nach oben. Somit verformt sich der Magen und liegt eher quer als längs im Bauchraum. Der Druck auf den Magen verursacht zusätzlich noch Druck auf das Zwerchfell. Dies kann dann auch während der Schwangerschaft zum bereits beschriebenen Zwerchfelldurchbruch führen.

Hormonelle Veränderungen: Die beiden Hormone Östrogen und Progesteron wirken in der Schwangerschaft als natürliche Entspannungsmittel (Muskelrelaxanzien), damit sich die Gebärmutterwand dehnen kann und für das Baby Platz schafft. Allerdings führt dies dazu, dass auch andere Muskeln weniger stark angespannt sind als vor oder nach einer Schwangerschaft. Im Verdauungstrakt sind davon der UÖS, der Magen, die Speiseröhre sowie der Dünn- und Dickdarm betroffen.

Es kann also passieren, dass

- der UÖS nicht mehr so gut schließt oder sich versehentlich öffnet und Mageninhalt in die Speiseröhre gelangt,
- die Speiseröhre sich nicht stark genug zusammenziehen kann, um das Reflux-Material in den Magen zurückzuschieben,
- die Magenwand den Mageninhalt nicht schnell genug in den Dünndarm schieben kann,
- der Darmtrakt beim Weitertransport träger und langsamer ist.

Insgesamt ist also der gesamte Verdauungstrakt in dieser Zeit etwas langsamer, träger und damit nicht voll funktionsfähig.

In der Regel ist Sodbrennen in der Schwangerschaft nur von kurzer Dauer und verschwindet nach der Geburt relativ rasch wieder. Meistens reichen auch schon einfache Maßnahmen, um die Beschwerden zu lindern. Dazu zählen beispielsweise das Schlafen mit erhöhtem Oberkörper, häufigere kleine Mahlzeiten statt wenige reichhaltige und das Meiden fettiger Speisen und Süßigkeiten. Sollten die Beschwerden zu unangenehm sein, muss mit dem Arzt eine entsprechende Therapie besprochen werden.

Hat der Arzt entschieden, aufgrund starker Beschwerden Medikamente einzusetzen, müssen diese unbedingt für das ungeborene Kind unbedenklich sein. Fragen Sie daher bitte – nicht nur, aber vor allem in der Schwangerschaft – immer Ihren Arzt nach den Nebenwirkungen, bevor Sie ein neues Medikament einnehmen.

> **!**
> Keine Sorge: Nach der Schwangerschaft verschwindet das Sodbrennen normalerweise rasch wieder.

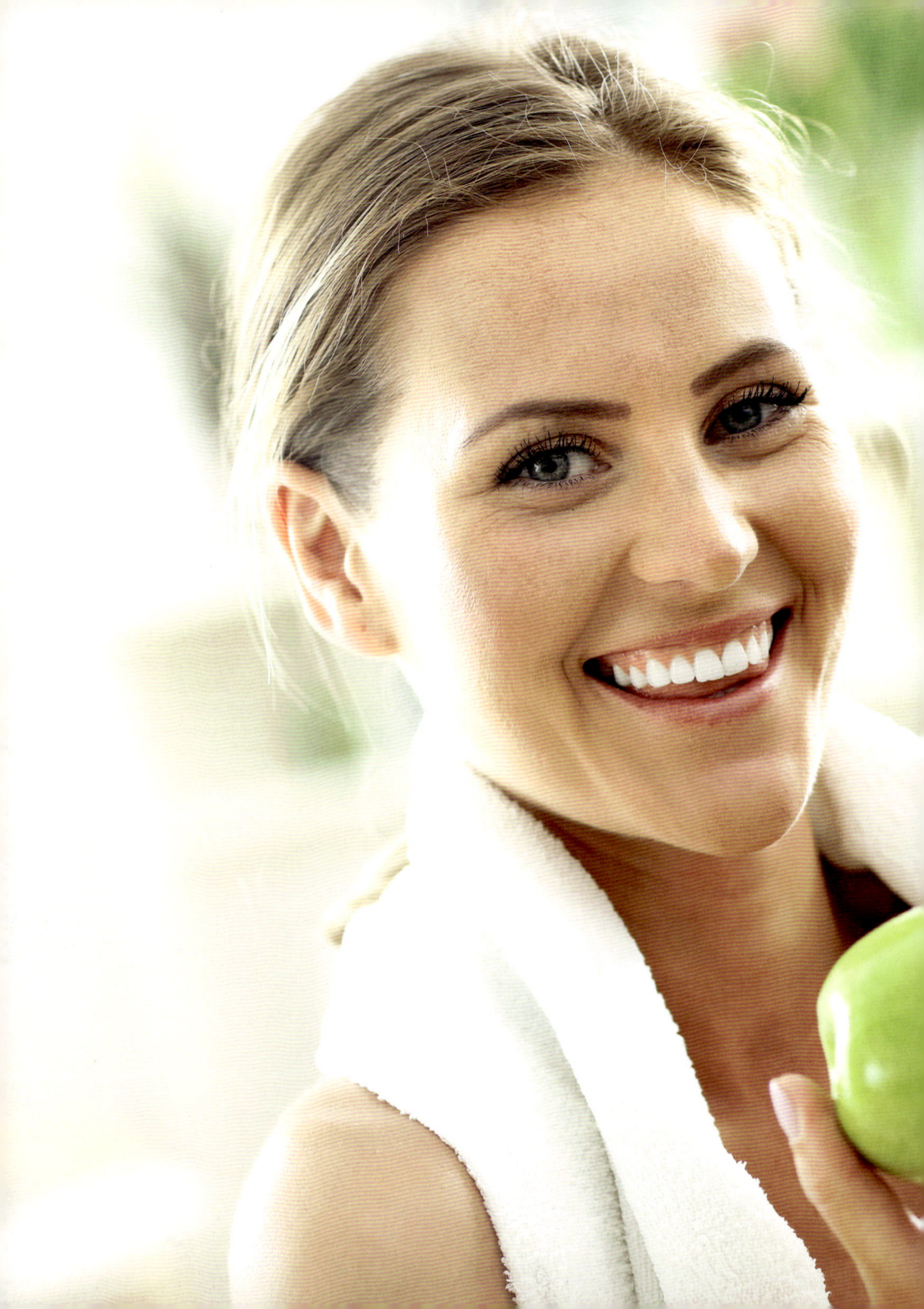

WERDEN SIE SELBST AKTIV GEGEN SODBRENNEN!

Die Auslöser sind vielfältig, der Therapieansatz ganzheitlich. In den folgenden Kapiteln erfahren Sie, mit welchen Mitteln Sie Sodbrennen vorbeugen und dauerhaft loswerden können. Sie lesen Wissenswertes zu Medikamenten, Lebensstilfaktoren, lernen die Grundlagen einer gesunden vollwertigen Ernährung kennen und erhalten zahlreiche Tipps und Tricks aus der Gesundheitskiste zu speziellen Lebensmitteln und Kräutern, die bei Sodbrennen hilfreich sind.

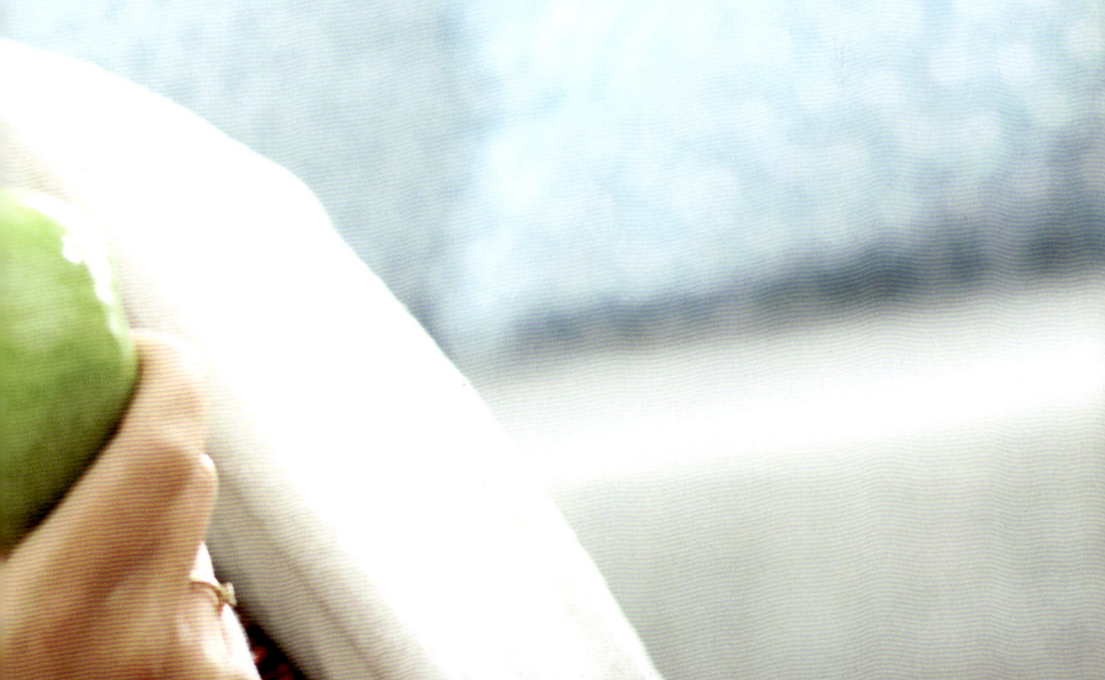

Ein ganzheitlicher Therapieansatz: Sodbrennen vorbeugen und dauerhaft loswerden

Vorrangiges Ziel der Therapie ist es, die negativen Auswirkungen der Magensäure zu unterbinden. Daher sollte an erster Stelle das Ausschalten aller möglichen Risikofaktoren stehen. Dazu zählen

- Überprüfung der Ernährungsgewohnheiten und ggf. Ernährungsumstellung,
- Normalisierung des Körpergewichts,
- Meiden von Alkohol,
- Raucherentwöhnung.

Bevor wir uns ausgiebig der Ernährung widmen, schauen wir uns erst einmal die medizinischen/medikamentösen Möglichkeiten an, Sodbrennen zu bekämpfen.

Medikamente bei Sodbrennen

!

Verwenden Sie Medikamente gegen Sodbrennen nur, wenn es keine andere Möglichkeit mehr gibt. Die Nebenwirkungen sind nicht zu unterschätzen.

Zur Behandlung von Sodbrennen, und dabei hauptsächlich zur Symptomminderung, gibt es eine große Zahl an Medikamenten, die eingesetzt werden können. Diese werden grob in drei Gruppen eingeteilt:

- Antazida
- Histamin-2-Rezeptoren-Blocker oder H2-Blocker
- Protonenpumpenhemmer (PPI)

Wie es bei allen Medikamenten ist, haben diese leider nicht nur positive Effekte, sondern auch einiges an Nebenwirkungen zu bieten. Das sollten Sie immer beachten, wenn der Einsatz unabdingbar zu sein scheint. Ich stelle Ihnen im Folgenden die gängigsten Medikamente vor und werde nicht umhinkommen, Ihnen die Nebenwirkungen zu erläutern. Dann können Sie selbst – natürlich zusammen mit Ihrem behandelnden Arzt – abwägen, welche Therapie sinnvoll ist.

Antazida

Antazida sind dafür bekannt, bei Sodbrennen schnelle Linderung zu bringen. Sie wirken basisch als Puffer und neutralisieren so die Magensäure direkt im Magen – und zwar innerhalb weniger Minuten. Der pH-Wert steigt an und die gereizten Schleimhäute können sich beruhigen. Antazida binden zudem aggressive Gallensäuren, die vom Dünndarm in den Magen und sogar bis in die Speiseröhre zurückfließen können. Positiv ist, dass Antazida den Magen nicht davon abhalten, weiterhin die so notwendige Magensäure zu produzieren.

Antazida sollten je nach Bedarf dosiert werden. Da sie gut verträglich sind, sind sie frei verkäuflich.

Inhaltsstoffe der Antazida sind gewöhnliche Mineralien. Warum? Weil Mineralien Basen sind. So finden Sie bei den herkömmlichen Präparaten entweder Natriumhydrogencarbonate, Kalzium- und Magnesiumcarbonat-Mischungen oder Verbindungen aus Aluminium und Magnesium.

Da Kalzium und Magnesium natürlicherweise im Körper vorkommen, dürfen die Präparate mit den Kalzium- und Magnesiumcarbonat-Mischungen auch während der Schwangerschaft verwendet werden.

Vorsichtig sollte man sein bei Präparaten mit Aluminiummischungen. Aluminiumhaltige Antazida sollten nur bei eindeutigen Indikationen und nur für einen therapeutisch sinnvollen Zeitraum ärztlich verschrieben werden. Warum? Weil Aluminium giftig ist. Es kann, wenn es in zu großen Mengen und in falscher Form aufgenommen wird, sogenannte neurotoxische Wirkung haben und damit für das Sterben von Nervenzellen verantwortlich sein. Daher ist die Möglichkeit nicht auszuschließen, dass eine Langzeitaufnahme im höheren Alter eine Demenz vom Alzheimertyp hervorruft!

Auch ein Zusammenhang mit anderen neurodegenerativen Erkrankungen wird diskutiert. Offiziell wird eine kurzfristige, bedarfsweise Einnahme nach heutigem Kenntnisstand als unproblematisch eingeschätzt, frei nach dem Motto: die Dosis macht das Gift. Doch wer weiß schon, wie viel Aluminium in seinem Körper angelagert ist? Da man also nie weiß, wann die Dosis zu hoch sein wird, verzichtet man doch lieber auf dieses Medikament, oder? Zumal Aluminium leider nicht nur in der Pharmaindustrie, sondern auch in sehr vielen Produkten aus der Lebensmittel- und Kosmetikindustrie verwendet wird (Farbstoffe, Aromastoffe, Trennmittel, Stabilisatoren, Backmischungen, Deodorants, Kochgeschirr, Haushaltsfolien).

Sollte Ihr Arzt Ihnen also dieses Medikament verschreiben wollen, weisen Sie ihn darauf hin und suchen Sie nach einer aluminiumfreien Alternative, denn diese gibt es ja – die Kalzium- und Magnesiumcarbonatverbindungen.

Histamin-2-Rezeptoren-Blocker oder H2-Blocker
Sollten die Antazida bei Ihnen nicht wirken, weil Ihr Sodbrennen zu häufig vorkommt, schlägt Ihnen der Arzt womöglich vor, anders wirkende Medikamente auszuprobieren, die H2-Blocker. Das sind Verbindungen, die die H2-Rezeptoren besetzen. H2-Rezeptoren sind Bindestellen auf den Zellen der Magen-Darmwand für das Gewebshormon Histamin. Diese Stellen werden von den H2-Rezeptoren blockiert. Dadurch kann die Magenschleimhaut weniger Säure abgeben und macht damit den Mageninhalt weniger ätzend. H2-Blocker verringern also die Säuremenge im Magen, können aber den Reflux nicht verhindern.

In der Regel brauchen H2-Blocker wesentlich länger als Antazida, bis sie wirken. Dafür wirken sie dann jedoch über etwa vier Stunden. H2-Blocker gibt es in verschreibungspflichtiger und frei verkäuflicher Variante. Wer nur ab und zu Sodbrennen hat, sollte besser nicht zu den frei verkäuflichen H2-Blockern greifen. Und wenn Sie häufiger unter Sodbrennen leiden, sollten Sie ohnehin zum Arzt gehen.

Protonenpumpenhemmer

Die wichtigste Medikamentengruppe bei der Behandlung von Patienten, die unter häufigem und stärkerem Sodbennen leiden, sind die sogenannten Protonenpumpenhemmer (kurz PPI für Protonenpumpen-Inhibitoren). Diese waren bis 2009 verschreibungspflichtig und sind seither auch verschreibungsfrei erhältlich. Am häufigsten wird hierbei Omeprazol eingesetzt.

PPI unterdrücken die Bildung von Magensäure am Ursprungsort, also an den säureproduzierenden Zellen im Magen. Säure wird von dem Enzym H+/K+-ATPase, auch Protonen-Kalium-Pumpe genannt, gebildet. Dieses Enzym befindet sich in den Belegzellen des Magens. Die PPI gelangen über den Blutkreislauf in diese Belegzellen und werden dann dort in ihre aktive Form umgewandelt. Sie binden sich an die H+/K+-ATPase und blockieren dadurch ihre Funktion als Protonenpumpe. Diese Blockierung ist abhängig von der Dosis und wirkt auf die Säuresekretion während der Ruhephase des Magens ebenso wie während der aktiven, durch Nahrung stimulierten Magensäuresekretion. Der pH-Wert des Magens steigt und die Aggressivität des Magensafts wird abgemildert. Dadurch wird der Reflux zwar nicht verhindert, aber die Speiseröhre wird nicht mehr durch den sauren Magensaft gereizt. Auch Magenschleimhautverletzungen können dadurch schneller heilen.

Die Hersteller empfehlen eine Anwendung der PPI am besten über mehrere Tage, weil mit einer einmaligen Anwendung nicht alle säureproduzierenden Zellen erreicht werden können. Eine Daueranwendung sollte unter Beachtung aller möglichen Nebenwirkungen auf jeden Fall ärztlich überwacht werden.

Mit welchen Nebenwirkungen ist bei PPI zu rechnen? Die positive Nachricht: PPI gehören zu den weltweit am häufigsten verordneten Medikamenten und gelten als relativ sicher. Nebenwirkungen können den Magen-Darmtrakt betreffen, auch Müdigkeit, Schwindel, Kopfschmerzen, Schlafstörungen, Hautveränderungen oder veränderte Leberwerte können die Therapie anfänglich begleiten.

Nachdem Sie nun die Wirkweise der Medikamente kennen, denken Sie einmal daran zurück, was Sie über die Funktion der Magensäure gelesen haben. Magensäure hat essenziell wichtige Aufgaben und ein Mangel an Magensäure kann ebenso zu Sodbrennen führen. Hier beißt sich die Katze in den Schwanz, wenn wir durch Medikamente die Magensäureproduktion blockieren oder reduzieren. Es handelt sich also nur um Symptombekämpfung, denn den Reflux kann man mit den Medikamenten nicht verhindern. Die PPI sind wenigstens noch in der Lage, die Speiseröhre zu schonen, weil die Magensäure weniger ätzend wirkt, bei der Einnahme von H2-Hemmern hingegen tut der Reflux eventuell einfach weniger weh, doch die Säure kann dennoch in der Speiseröhre Schaden anrichten.

Gesunder Lebensstil gegen Sodbrennen

Im Kapitel über die Risikofaktoren von Sodbrennen und Reflux haben Sie schon einiges über den Stellenwert verschiedener Lebensstilfaktoren erfahren. Dies sind Umstände, die Sie selbst mit Ihrer persönlichen Lebensweise beeinflussen können. Dazu benötigen Sie keine Medikamente, keinen Arzt – allein Sie und Ihre persönliche Initiative sind gefragt. Wir haben einen Großteil unserer Gesundheit selbst in der Hand, das sollte man sich immer wieder bewusst machen und dann entsprechend sinnvoll handeln.

Hier noch einmal zusammenfassend all die Faktoren, die Sie selbst beseitigen können:

- Übergewicht
- üppige fettreiche Mahlzeiten
- aggressive Speisen und Getränke
- zu wenig (gemäßigte) körperliche Bewegung

- Stress
- Rauchen
- Alkohol

Überdenken Sie also Ihre Lebensgewohnheiten und ändern Sie diese. Wenn Sie Schwierigkeiten haben, diese Schritte allein umzusetzen, gibt es sehr viele unterstützende Angebote. Das Spektrum reicht von Selbsthilfegruppen über Volkshochschulkurse und Angebote der Krankenkassen bis zu Therapien. Häufig hilft bereits ein Gespräch mit einem Außenstehenden, um eine andere Sicht auf eine Situation zu bekommen und eine Lösung zu finden.

Gesunde Psyche gegen Sodbrennen

Wenn Sie festgestellt haben, dass Ihr Sodbrennen durch Stress ausgelöst oder verstärkt wird, ist es Zeit, zu handeln. Sind die Probleme zu groß und haben Sie das Gefühl, diese nicht mehr allein bewältigen zu können, nehmen Sie die professionelle Unterstützung eines Psychologen oder Psychotherapeuten in Anspruch.

Aber auch schon unser Alltagsstress durch zu viel Arbeit, Mehrfachbelastungen wie Haushalt, Arbeit und Familie schaden ohne Ausgleich auf Dauer mehr, als mancher vermuten mag. Unser Körper ist wie eine Waagschale, die goldene Mitte wäre wünschenswert. Versuchen Sie, Stressoren auszuschalten, den Terminkalender etwas weniger voll zu packen und gönnen Sie sich feste Auszeiten vom Alltag.

Sport ist ein hervorragendes Ventil, um den Druck abzulassen, der sich in unserem Körper in Stress-Situationen aufbaut. Nur über Bewegung werden Stresshormone im Blut abgebaut – am besten durch Ausdauersport wie Joggen, Radfahren, Schwimmen und Nordic Walking. Aber auch ein langer Spaziergang in der Natur hilft schon sehr.

Sodbrennen kann durch Stress ausgelöst werden. Lernen Sie, sich auch im Alltag zu entspannen.

Lernen Sie, sich auch im Alltag zu entspannen. Dies hilft sogar, Stress gar nicht erst entstehen zu lassen. Hilfreich können Tiefenentspannung oder bestimmte Atemtechniken sein, die sich gut in den Alltag einbauen lassen. Viele sind schon effektiv, wenn sie nur wenige Minuten dauern. Es gibt sicherlich auch in Ihrer Nähe ein großes Angebot an speziellen Kursen, in denen Sie die Techniken erlernen können. Zu den gängigsten Angeboten zählen Yoga, Tai Chi, Progressive Muskelentspannung oder Autogenes Training.

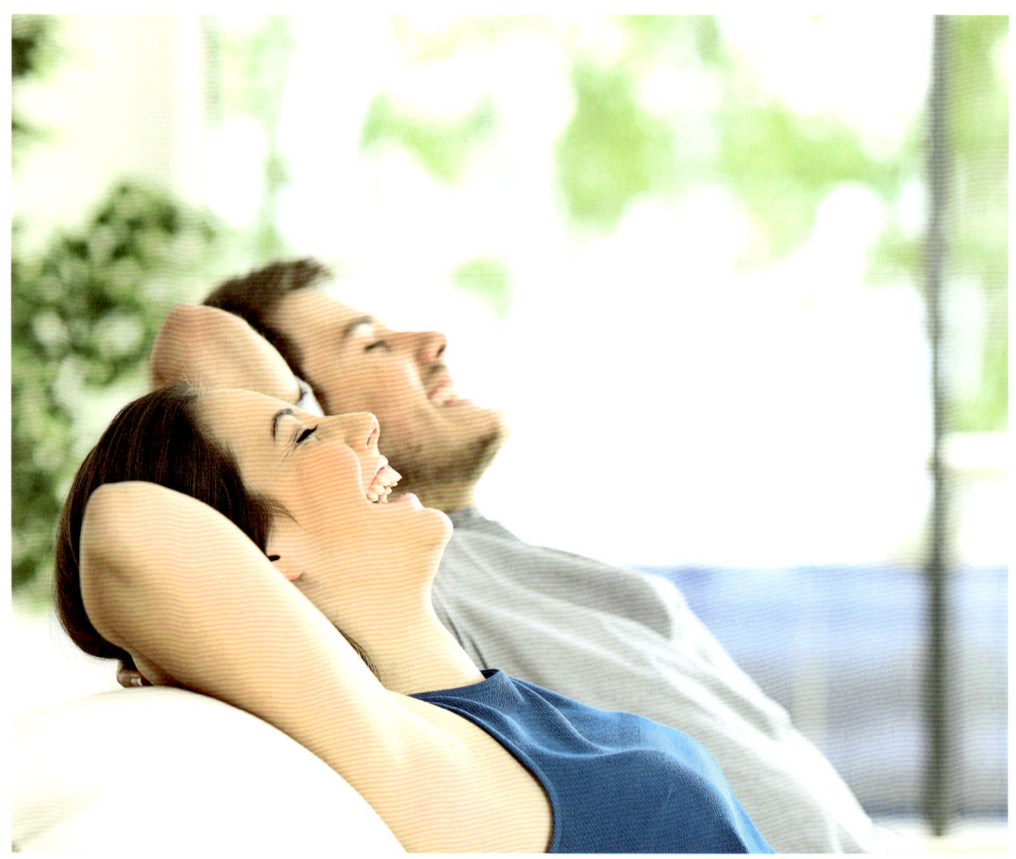

Wichtig ist immer die eigene persönliche Bewertung einer Situation. Je positiver Sie ein Problem bewerten, desto besser lässt es sich lösen und desto leichter fällt Ihnen der Umgang damit. Wenn Sie lernen, gewisse Situationen so zu akzeptieren, wie sie sind, hilft das, besser damit umzugehen. Dann können Sie so manche „stressige" Situation vielleicht sogar als motivierend empfinden. Machen Sie sich dabei einfach nur diesen kleinen Satz ganz bewusst: Ihre Gedanken formen Ihre Welt.

Ernährungstherapie bei Sodbrennen und zur Prävention

Optimale Nährstoffversorgung

Ziel unserer Ernährung ist es, unseren Körper mit allen wichtigen Nährstoffen zu versorgen. Doch für Patienten mit Sodbrennen oder Reflux ist es manchmal gar nicht so leicht, die richtigen Lebensmittel zu finden, um dieses Ziel zu erreichen. Orangensaft oder Tomaten gelten beispielsweise in der Regel als gesund, sollten von Reflux-Patienten aber eher gemieden werden. Dasselbe Problem haben andere Menschen mit speziellen Nahrungsmittelunverträglichkeiten oder -intoleranzen. Die Nährstoffversorgung muss dann durch andere Lebensmittel gedeckt werden.

Bevor Sie die Lebensmittel kennenlernen, mit denen Sie auch bei Sodbrennen Ihre Nährstoffversorgung decken können, ist es zunächst notwendig, zu wissen, welche Nährstoffe der Organismus überhaupt braucht. Die folgende Übersicht zeigt Ihnen, was für unsere körperlichen und geistigen Funktionen notwendig ist – was also das richtige Benzin für unseren menschlichen Motor ist.

Eiweiß

Eiweiß, auch Protein genannt, ist der Baustoff unseres Körpers. Es wird daher gerne auch „Baustoff des Lebens" genannt. Proteine sind Bestandteil von Muskeln, Enzymen, Organen, Knochen, Haut und Haaren, Hormonen und Abwehrzellen. Es ist allgegenwärtig und hat viele Aufgaben. Proteine steuern Auf-, Ab- und Umbauprozesse in den Zellen, transportieren im Blut den Blutfarbstoff Eisen, Fette und Abwehrstoffe.

Eiweiß besteht aus Ketten von Aminosäuren, den Bausteinen des Proteins. Es gibt insgesamt neun essenzielle, das heißt lebensnotwendige Aminosäuren, die dem Körper täglich zugeführt werden müssen. Deswegen sollte man immer darauf achten, sich eiweißreich zu ernähren. Die Deutsche Gesellschaft für Ernährung (DGE) empfiehlt, 15 bis 20 % des Gesamtenergiebedarfs über Proteine zu decken. 1 Gramm Eiweiß liefert 4 Kalorien. Wenn Sie

Eine eiweißreiche Ernährung liefert die lebensnotwendigen Aminosäuren.

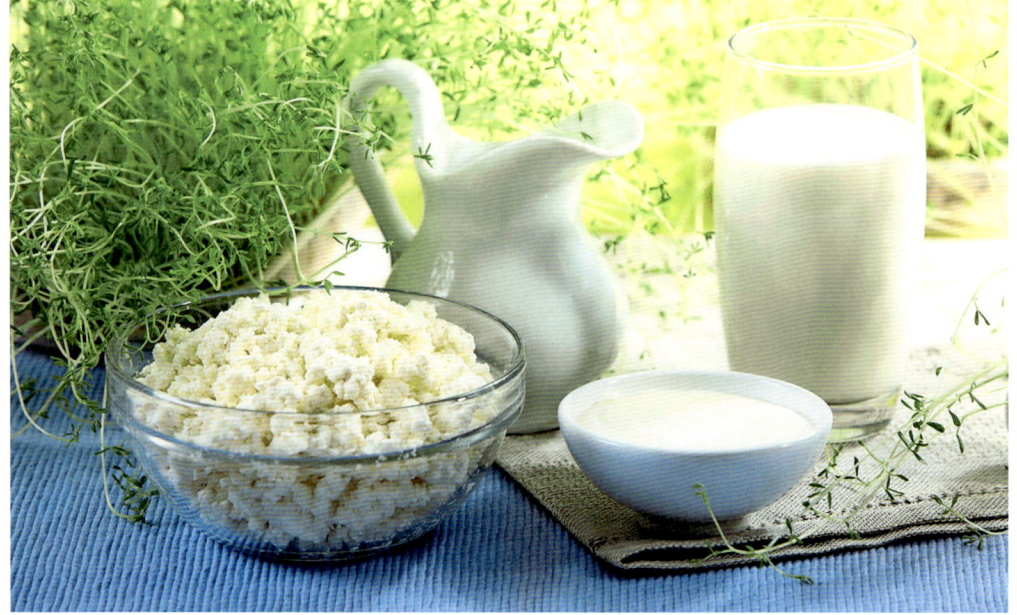

also bei einem Gewicht von 70 Kilo täglich 2000 Kalorien zu sich nehmen, sollen etwa 200 bis 300 kcal aus Eiweiß stammen.

In der Regel sind wir alle ausreichend mit Eiweiß versorgt. Gute Eiweißquellen finden wir in tierischen, aber ebenso in pflanzlichen Produkten, sodass eine fleisch- und milcharme oder sogar vegane Ernährung mit Blick auf die Eiweißversorgung kein Problem darstellt. Im Gegenteil: Eine fleischreiche Ernährung enthält häufig zu viel Eiweiß und das bringt dann wiederum den Körper in die ungünstige Lage einer Übersäuerung!

Grundsätzlich wird tierisches Eiweiß vom Körper besser aufgenommen als pflanzliches. Man spricht in diesem Zusammenhang von der biologischen Wertigkeit, die bei tierischem Eiweiß höher ist. Doch dieses „Problem" der Vegetarier oder Veganer lässt sich gut lösen, indem man verschiedene Eiweißkombinationen in die Ernährung einbaut:

- Bohnen und Mais
- Getreide und Mais
- Hülsenfrüchte und Getreide

Dadurch wird die biologische Wertigkeit des pflanzlichen Eiweißes erhöht!

Gute Eiweißlieferanten

Tierische Eiweißquellen: Fleisch, Eier, Käse, Milchprodukte

Pflanzliche Eiweißquellen: Getreide, Pseudogetreide (Amaranth, Hirse, Quinoa), Hülsenfrüchte (Erbsen, Linsen, Bohnen) und Sojaprodukte

---

Kohlenhydrate

Kohlenhydrate sind die wichtigsten Energielieferanten für unseren Körper, ganz besonders für Gehirn und Muskeln. Der Körper verbrennt bevorzugt Kohlenhydrate, weil sie leichter zu verwerten sind, bevor er auf Eiweiß oder Fett zurückgreift. 50 bis 60 % der Gesamtenergie sollte man laut Empfehlungen der DGE in

Form von Kohlenhydraten zu sich nehmen. 1 Gramm Kohlenhydrate liefert 4 Kalorien. Das entspricht bei unserem Beispiel von 70 Kilo und 2000 Kalorien täglich 1000 bis 1200 Kalorien aus Kohlenhydraten.

Kohlenhydrate bestehen aus Zuckermolekülen und werden in Einfachzucker, Zweifachzucker und Mehrfachzucker eingeteilt. Je länger das Molekül ist, desto langsamer verwertet der Körper das Kohlenhydrat. Das hat unterschiedliche Auswirkungen auf unseren Organismus:

- Süßigkeiten, Marmelade, reife Früchte und süße Getränke enthalten überwiegend die Einfachzucker Glukose (Traubenzucker) und Fruktose (Fruchtzucker) sowie den Zweifachzucker Saccharose (Rohr- oder Rübenzucker). Sie alle werden vom Körper sofort in Energie umgewandelt, ins Blut aufgenommen und lassen so den Blutzuckerspiegel sehr schnell ansteigen. Genauso schnell sinkt er aber auch wieder.

- Brot, Nudeln, Reis oder Kartoffeln enthalten dagegen reichlich Stärke, die aus vielen Zuckerbausteinen, also Mehrfachzuckern besteht. Diese Lebensmittel verwertet der Körper langsamer, die Energie wird gleichmäßig ans Blut abgegeben und deswegen steigt der Blutzuckerspiegel langsam an – er liefert damit Energie, ohne den Körper zu belasten.

Mit Ausnahme von Zucker und zuckerhaltigen Lebensmitteln sind Kohlenhydrate gesund und steigern nicht das Risiko für Sodbrennen. Sie erinnern sich: Der Muskeltonus wird nicht durch Kohlenhydrate beeinflusst. Kohlenhydrate sind nicht nur nährstoffreich, sondern enthalten auch wenige Kalorien. Sie sind also ein wichtiger Bestandteil unserer Ernährung!

Kohlenhydrate auf einen Blick

Getreideprodukte: Vollkornbrot, Vollkornreis, Vollkornnudeln, Amaranth, Quinoa

Gemüse, Obst, Salat und Kartoffeln: besonders gesund, weil viele Nährstoffe, Vitamine, sekundäre Pflanzenstoffe darin enthalten sind. Damit sind sie die beste präventive Medizin gehen jegliche Arten von Zivilisationskrankheiten.

Zucker: Egal ob Haushaltszucker, konzentrierter Fruchtzucker, Honig oder brauner Rohrzucker – zu viel davon ist ungesund und steigert das Risiko für Sodbrennen.

Ballaststoffe

Eine Sonderform der Kohlenhydrate sind Ballaststoffe. Das sind unverdauliche Nahrungsbestandteile, die wir in Obst, vor allem in Beeren, in Gemüse, Vollkorngetreideprodukten (Vollkornnudeln, Naturreis) und Hülsenfrüchten finden.

Ballaststoffe füllen den Magen und machen deswegen lange satt. Sie regen die Verdauung an und unterstützen damit die natürliche und gesunde Darmfunktion. Außerdem binden sie überschüssige Magensäure – eine sehr wichtige Eigenschaft mit Blick auf Sodbrennen und Reflux!

Die wichtigsten Ballaststofflieferanten sind:

- Weizenkleie, Weizenkeime
- Leinsamen
- Hülsenfrüchte
- Roggenvollkornmehl, Roggenvollkornbrot
- Pumpernickel, Knäckebrot
- Vollkornhaferflocken
- Vollkornnudeln
- Haselnüsse, Walnüsse, Erdnüsse, Mandeln
- Artischocken

Fette

Fette benötigt der Körper in erste Linie als Energiespender. Sie liefern mit 9 Kalorien pro Gamm die meiste Energie. Von der Deutschen Gesellschaft für Ernährung wird empfohlen, 30 % der Gesamtenergie an Fetten zu sich zu nehmen. Das entspricht bei unserem 70-Kilo-Menschen und seinen 2000 Kalorien am Tag 600 Kalorien. Dieser Wert wird jedoch häufig deutlich überschritten und dann wird Fett gespeichert und macht dick. Deshalb besitzt Fett eher einen schlechten Ruf.

Fette haben aber auch sehr wichtige Aufgaben: Sie sind Bausubstanz für Körperzellen, Träger von fettlöslichen Vitaminen (A, D, E, K), liefern wertvolle Fettsäuren und sind Geschmacksträger.

Fette bestehen aus Fettsäuren, die wiederum aus Ketten von Kohlenstoffatomen bestehen. Man unterscheidet die Fettsäuren nach dem Grad ihrer sogenannten Sättigung in gesättigte, einfach ungesättigte sowie mehrfach ungesättigte Fettsäuren. Auch diese lassen sich wiederum unterteilen. Diese vielfachen Unterteilungen helfen dabei, die Wirkweise der einzelnen Fette auf den Körper besser zu verstehen.

Die gesunden ungesättigten Fettsäuren finden sich in fettem Seefisch wie Hering.

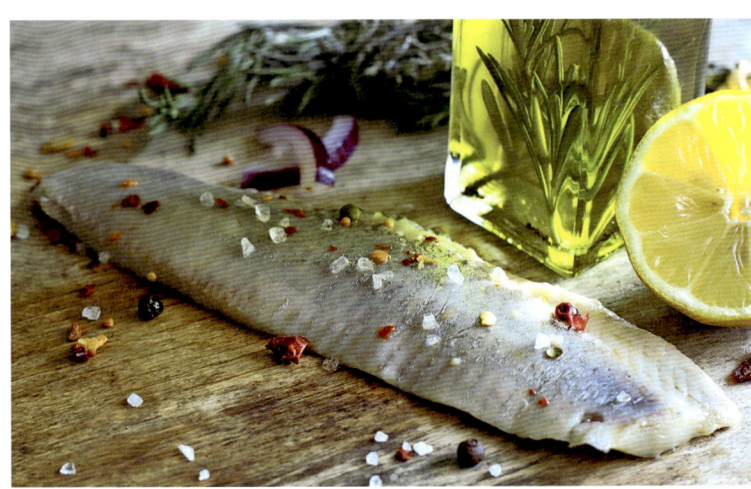

Gesättigte Fettsäuren

Die gesättigten Fettsäuren werden unterschieden in

- langkettige (LCSFA)
- mittelkettige (MCT) und
- kurzkettige Fettsäuren (SCFA)

Die *langkettigen Fettsäuren* sind eher ungesunde Fette, die nur sehr sparsam verwendet werden sollten. Sie erhöhen die Blutfette, vor allem das schädliche LDL, und das kann langfristig zu Arteriosklerose führen. Sie sind enthalten in tierischen Fetten wie Wurst, Fleisch, Butter, Milch und Milchprodukten. Ein Beispiel für eine *mittelkettige Fettsäure* ist Kokosfett, eines für eine kurzkettige Fettsäure ist Buttersäure in Milchfett (z. B. Butter).

Der große Unterschied bezüglich dieser Längen ist, dass die *kurzkettigen* und die mittelkettigen Fettsäuren bei der Verdauung direkt vom Körper aufgenommen werden. Die Verdauung, Verarbeitung oder Speicherung bedarf keinerlei Energie. Dies hat bestimmte Vorteile.

Ungesättigte Fettsäuren

Die ungesättigten Fettsäuren verfügen über sehr positive Eigenschaften. Sie können u. a. den Cholesterinspiegel im Blut senken, was wiederum das Risiko für Herz-Kreislauf-Erkrankungen senkt.

Ungesättigte Fettsäuren finden wir in allen pflanzlichen Ölen (Leinöl, Rapsöl, Olivenöl, Sonnenblumenöl, Distelöl, Kürbiskernöl usw.), in Samen und Nüssen sowie in fettem Seefisch wie Lachs, Makrele oder Hering.

Transfettsäuren

Der Vollständigkeit halber führe ich die Transfettsäuren an dieser Stelle auch an. Sie haben ja bereits im Kapitel zu den Auslösern für Sodbrennen etwas darüber erfahren. Transfettsäuren entstehen beim Verarbeitungs- und Erhitzungsprozess anderer Fettsäuren, zum Beispiel bei Frittiertem oder Backen, und sind auch in vielen Fertigprodukten zu finden. Transfettsäuren sind sehr ungesund, fördern Sodbrennen und andere Erkrankungen wie Herz-Kreislauf-Erkrankungen und sogar Demenz.

Welches Fett bei Sodbrennen?
Für einen gesunden Fettverzehr, der auch Sodbrennen vermeidet, lauten meine Empfehlungen:
- Verwenden Sie viele verschiedene pflanzliche Öle und andere Quellen für pflanzliche Fette, wie (geschrotete) Leinsamen, Leinöl, Hanfsamen und Hanföl, Walnüsse und Walnussöl, Rapsöl, Olivenöl oder auch Chiasamen.
- Verzehren Sie ein- bis zweimal pro Woche ca. 100 bis 150 g fettreichen Seefisch, wie Lachs, Makrele, Hering oder Heilbutt.
- Verzichten Sie möglichst auf verarbeitete Fertigprodukte.

Vitamine und Mineralstoffe

Vitamine

Vitamine sind wichtige Stoffe in der Nahrung, weil sie der Körper nicht selbst oder nicht in genügendem Umfang bilden kann. Sie greifen in den Stoffwechsel ein, unterstützen bestimmte Körperfunktionen und übernehmen Schutzfunktionen. Vitamine sind an vielfältigen biochemischen Abläufen und Stoffwechselvorgängen im Körper beteiligt, die es erst möglich machen, dass die mit der Nahrung aufgenommenen Nährstoffe überhaupt verwertet werden.

Vitamine werden in zwei große Gruppen eingeteilt: Zum einen gibt es die fettlöslichen Vitamine (Vitamin A, Vitamin D, Vitamin E und Vitamin K), zum anderen die größere Gruppe der wasserlöslichen Vitamine. Dazu zählen Vitamin B1, Vitamin B2,

Vitamin B6, Vitamin B12, Biotin, Folat (in Tablettenform Folsäure), Niacin, Pantothensäure und Vitamin C.

Die Vitamine müssen mit der Nahrung aufgenommen werden. Nur Vitamin A kann aus einer Vorstufe (dem Betakarotin) gebildet werden, Vitamin D kann durch den Aufenthalt im Freien bei ausreichender UVB-Lichteinwirkung vom Körper selbst gebildet werden. Es wird daher auch als „Sonnenvitamin" bezeichnet.

Interessanterweise kann der Körper die fettlöslichen Vitamine A, D, E und K sowie Vitamin B12 über längere Zeit (zum Teil mehrere Jahre) im Körper speichern. So können dann vorübergehende Versorgungsengpässe ausgeglichen werden. (Wenn Sie also in den Sommermonaten viel an der frischen Luft waren und damit Ihren Vitamin-D-Speicher gut aufgefüllt haben, kann der Körper in den Wintermonaten davon zehren.) Wasserlösliche Vitamine sollten jedoch täglich mit der Nahrung aufgenommen werden, da sie nicht gespeichert werden.

Mineralstoffe

Mineralstoffe sind anorganische Bestandteile (sie reagieren im Gegensatz zu organischen nicht empfindlich auf Licht, Hitze und Sauerstoff) und werden für den Aufbau von Knochen, Zähnen, Hormonen und Blutzellen benötigt. Sie erhalten die Gewebespannung, übertragen Reize zwischen den Nervenzellen und auf Muskeln und aktivieren Enzyme im Stoffwechsel.

Sie werden je nach ihrem mengenmäßigen Gehalt im Körper in Mengen- und Spurenelemente eingeteilt. Zu den Mengenelementen zählen Kalzium, Phosphat/Phosphor, Kalium, Magnesium, Natrium und Chlorid. Lebensnotwendige Spurenelemente sind Eisen, Jod, Zink, Fluorid und Selen.

Empfehlungen anschaulich gemacht: Ernährung nach der Pyramide

Die Empfehlungen über die Aufnahme unserer Hauptnährstoffe, Vitamine und Mineralstoffe können Sie sehr anschaulich in einem einzigen Modell nachvollziehen: der Ernährungspyramide. Sie wurde wissenschaftlich entwickelt und zeigt, welche Lebensmittel täglich in welchen Mengen gegessen werden sollten. Es gibt sehr viele unterschiedliche Modelle – Pyramiden für eine omnivore Kost (also mit allen Lebensmittelgruppen) ebenso wie vegetarische oder vegane Ernährungspyramiden, die sich aber in ihrer Grundaussage nicht unterscheiden: Essen Sie ausgewogen, abwechslungsreich, gesund!

In der Grafik werden alle Lebensmittel acht verschiedenen Lebensmittelgruppen zugeordnet. Die richtige Menge der einzelnen Lebensmittelgruppen funktioniert nach dem 6-5-4-3-2-1-Prinzip: In der Basis finden Sie 6 Portionen Getränke bis zur Spitze mit einer Portion Extras pro Tag.

Wie groß ist eine Portion?
Das richtige Maß für die Portionsgrößen ist die eigene Hand. Große Hände – große Portion, kleine Hände – kleine Portion. So können Sie die Pyramide ebenso für Kinder wie für Erwachsene anwenden.

Die verwendeten Farben erinnern an die einer Ampel – grüne Lebensmittel dürfen reichlich verzehrt werden, gelbe eher mäßig und bei roten Lebensmitteln sollte man sehr sparsam sein.

Folgende Ernährungsempfehlungen spiegelt die Pyramide wider:

- Trinken Sie täglich mindestens 1,5 bis 2 Liter (= 6 Gläser à 250 ml) kalorienarme Flüssigkeit! Wasser, Mineralwasser, ungezuckerte Früchte- oder Kräutertees. Ohne Wasser können unsere Zellen, nicht richtig arbeiten, man fühlt sich müde, schlapp, ausgebrannt.

- Essen Sie täglich fünf Portionen Obst und Gemüse, zwei Portionen Obst sowie drei Portionen Gemüse (insgesamt ca. 600 g). Sie liefern Vitamine, Mineralstoffe, sekundäre Pflanzenstoffe.
- Essen Sie täglich vier Portionen Brot-, Getreide und Beilagen – zur Deckung des Bedarfs an Kohlenhydraten und Ballaststoffen.
- Drei Portionen Milch- und Milchprodukte reichen aus. Dies entspricht ca. einem Glas Milch oder 150 g Joghurt, zwei

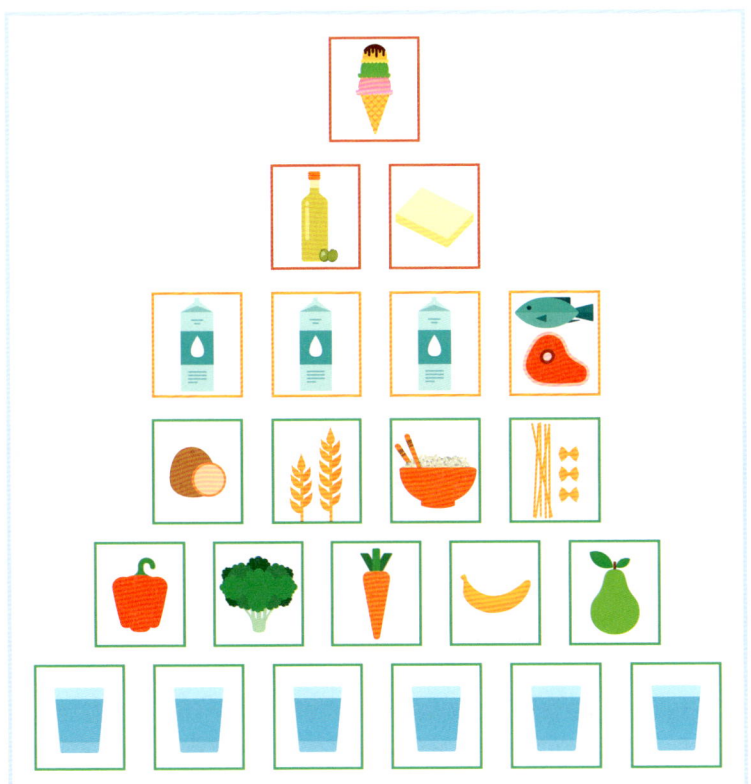

Die Ernährungspyramide zeigt, welche Lebensmittel in welcher Menge gegessen werden können.

Scheiben fettarmem Käse (bis 30 % Fett i. Tr.) und 200 g Magerquark. Damit decken Sie Ihren Bedarf an Kalzium, verschiedenen anderen Mineralstoffen, den Vitaminen A und D sowie Eiweiß. Zudem wird empfohlen, höchstens einmal am Tag Fleisch, Wurst, Fisch oder Ei zu essen. Dies entspricht maximal einer Portion magerem Fleisch, ein bis zwei Portionen magerer Wurst oder Schinken (à 30 g) pro Woche, ein bis zwei Portionen Seefisch (z. B. Lachs, Makrele, Hering) und maximal drei Eiern pro Woche.

- Fette und Öle sollten sehr sparsam verwendet werden. Zwei Portionen Koch- und Streichfette sind zum Genießen und Verfeinern der Mahlzeiten erlaubt. Dies entspricht maximal 20 g Streichfett (Butter oder Margarine) sowie 2 Esslöffeln hochwertigem Pflanzenöl wie Oliven-, Raps-, Lein- oder Nussöl.

Fünf Portionen Obst und Gemüse am Tag liefern Vitamine, Mineralstoffe und sekundäre Pflanzenstoffe. Mit einer Schüssel Salat schaffen Sie schon ungefähr drei Portionen!

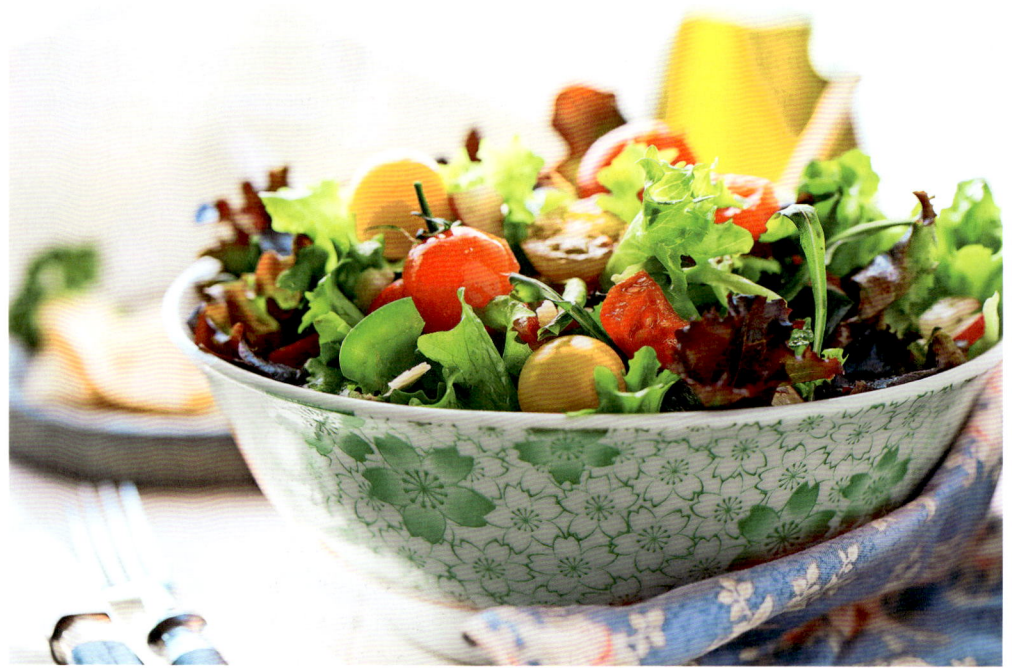

- Einmal am Tag: Knabbereien, Süßigkeiten, Fettes, Salziges sind aufgrund der mangelnden Nährstoffe und dem hohen Zucker- und Fettgehalt zu besonderen Anlässen und nur in geringen Mengen erlaubt.

Essen und Trinken allein reicht jedoch für eine gesunde Lebensweise nicht aus. Daher finden sich in der Ernährungspyramide auch Hinweise darauf, dass Bewegung und eine aktive Freizeitgestaltung dazu gehört.

Stichwort: basische Kost

Eine der vielfältigen Ursachen für Sodbrennen kann ein Ungleichgewicht im Säure-Basen-Haushalt sein, beispielsweise bedingt durch zu einseitige, fleischlastige Kost.

Ob der Körper tatsächlich übersäuert ist, lässt sich naturheilkundlich anhand einer Messung des Urin-pH-Wertes feststellen. Dazu benötigen Sie einen pH-Teststreifen und halten diesen in einen Becher mit Morgenurin. Diese Messungen sollten über mehrere Tage wiederholt werden. Sind die Werte regelmäßig in einem zu sauren pH-Bereich, kann eine Übersäuerung der Grund sein. In diesem Fall ist es eventuell sinnvoll, eine sogenannte Basenkur zu machen und sich einen gewissen Zeitraum basisch zu ernähren, um den Körper zu „entsäuern".

Ein gesunder Säure-Basen-Haushalt verbessert auch die pH-Regulation im Magen und trägt generell zu mehr Wohlbefinden bei. Bei vielen Menschen konnte die Durchführung einer intensiven Entsäuerung dazu beitragen, dass Sodbrennen – selbst beim Verzehr „kritischer Lebensmittel" – nicht mehr auftrat. Als Dauerernährung ist die Basenkost jedoch nicht zu empfehlen, weil Sie damit langfristig dem Körper nicht alle Nährstoffe zuführen können. Nach einer etwa zweiwöchigen Basenkur sollten Sie deshalb wieder auf eine vollwertige, ausgewogene Ernährung gemäß den Empfehlungen der Ernährungspyramide umsteigen.

Bei einer solchen Kur ist es vorrangig, säurebildende Lebensmittel aus dem Speiseplan weitgehend zu streichen und sich dafür lieber auf basische Lebensmittel zu konzentrieren.

Insgesamt sollte eine vorwiegend basische Kost aus mindestens 80 % basischen Lebensmitteln bestehen, wie Gemüse, Sprossen und Salaten, und niemals mehr als 15 bis 20 % säurebildende Lebensmittel wie Fleisch, Fertiggerichte, Frittiertes oder Weißmehlprodukte enthalten. Sollten Sie eine solche Basenkur machen wollen, lassen Sie sich gegebenenfalls von einem entsprechend geschulten Fachexperten beraten.

Was wirkt basisch, was sauer?

Folgende Liste gibt Ihnen eine gute Übersicht über die Säure-Basen-Wertigkeit von Lebensmitteln:

Säurespendende Lebensmittel (enthalten Säuren per se)

- Ei (Eiweiß allein ist säureüberschüssig, Dotter allein = basisch)
- Erdnüsse
- Essig, Senf
- Fisch, Fleisch, Geflügel, Innereien (Leber, Niere, Hirn), Speck, Wild, Wurst
- Fleischbrühe
- Hülsenfrüchte, Rosenkohl, Spargel
- Käse, Quark
- stark kohlensäurehaltige Getränke, Sekt
- Vollwertgetreide (am wenigsten Dinkel, Hafer, Hirse)
- gering: Milch und Sahne

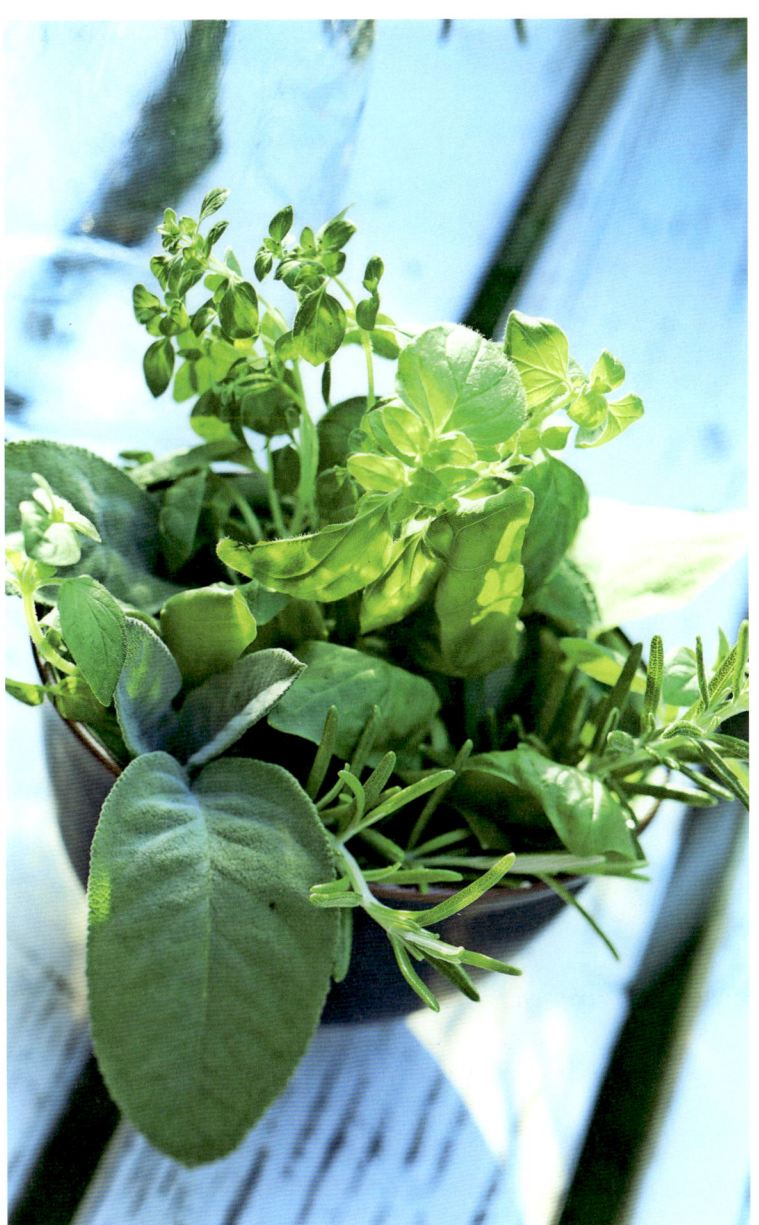

Kräuter wie Rosmarin, Salbei und Majoran gehören zu den basenspendenden Lebensmitteln.

Säurebildner (bilden im Körper Säuren)

- Salatöle von geringer Qualität, gehärtete, raffinierte Fette und Öle, gewöhnliche Margarine
- Fabrikzucker, Kuchen, Schokolade, süße Torten, Süßigkeiten, Speiseeis, Teigwaren, Weißmehlprodukte, Zwieback
- geschältes und poliertes Getreide, polierter Reis, weiße bis graue Brote
- Bohnenkaffee, Limonaden, Alkohol

Basenspendende Lebensmittel:

- Blattgemüse, Gemüsefrüchte, Gemüsesuppen, Mandeln, Obst, Wurzelgemüse
- Gewürzkräuter: Kresse, Majoran, Petersilie, Rosmarin, Salbei, Schnittlauch, Thymian
- Wildkräuter: Brennnessel, Löwenzahn
- Mineralwässer ohne Kohlensäure

Gemüsesuppe ist basenspendend und belastet den Magen nicht.

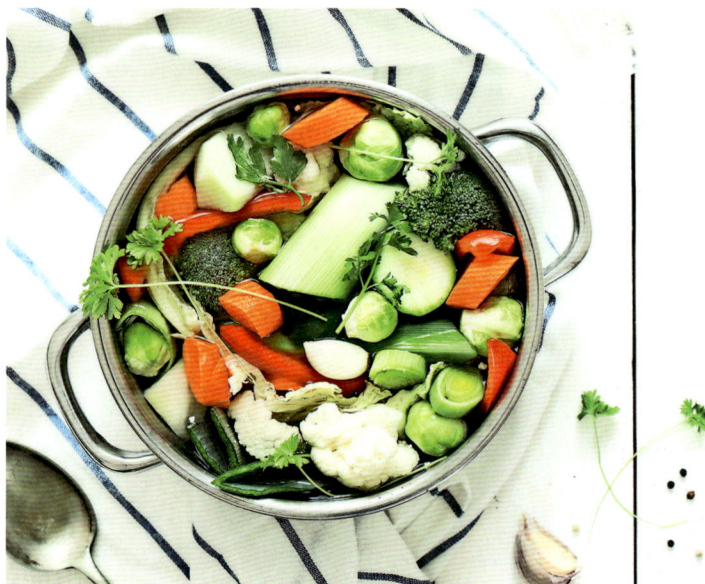

Nahrungsmittel im Säure-Basen-Gleichgewicht:

- Butter, naturbelassene Fette und Öle
- Wasser

Insgesamt ist die Liste der säuren- und basenbildenden Lebensmittel sehr lang und es gibt leider auch sehr unterschiedliche Angaben. Grundsätzlich spiegeln sich darin jedoch die Empfehlungen der Ernährungspyramide wider.

Ein Wort zu Nahrungsergänzungsmitteln

Das Thema Nahrungsergänzungsmittel wird sehr kontrovers diskutiert. Die Pharmaindustrie und ihre Anhänger sind natürlich der Meinung, dass wir heute, angesichts ausgelaugter Böden und Umweltverschmutzung, ohne Nahrungsergänzungsmittel nicht mehr ausreichend mit Nährstoffen versorgt werden. Ernährungswissenschaftler sind dagegen der Ansicht, dass man den Nährstoffbedarf mit einer ausgewogenen Ernährung entsprechend der Ernährungspyramide gut decken kann.

Es gibt aber dennoch ein paar Risikogruppen, die in besonderen Lebenssituationen auf jeden Fall zu Nahrungsergänzung greifen sollten, das sind vor allem schwangere und stillende Frauen oder Raucher, die einen erhöhten Vitamin-C-Bedarf haben. Auch Veganer, die alle tierischen Produkte vollständig aus ihrer Ernährung ausgeschlossen haben, müssen auf einige Nährstoffe achten und sie separat zuführen.

Wie sieht dies nun bei Reflux aus?

Hier kommt es ganz individuell darauf an, was Sie essen können und auf was Sie verzichten müssen. Wenn Sie also als Reflux-Betroffener auf große Lebensmittelgruppen, wie beispielsweise Obst verzichten müssen, benötigen Sie zusätzliche Präparate. Wenn es nur ein paar wenige Lebensmittel sind, wie z. B. Orangen, Tomaten oder Grapefruits, so kann der Nährstoffbedarf über andere Obst- oder Gemüsesorten gedeckt werden und Sie brauchen keine Zusatzpräparate. Im Zweifelsfall lassen Sie sich von Ihrer Ernährungsfachkraft beraten.

Die Dos und Don'ts bei Sodbrennen

Was sollten Sie nun beachten, wenn Sie Sodbrennen wirklich dauerhaft loswerden möchten? Auf den nächsten Seiten finden Sie dazu zahlreiche Tipps. Probieren Sie sie einfach aus. Meist handelt es sich ja um das Verändern von Gewohnheiten und wie Sie wissen, ist das nicht so leicht. Mit Konzentration auf die Sache und der Aussicht auf Besserung Ihres Leidens ist es aber zu schaffen. Bauen Sie sich Eselsbrücken, schreiben Sie sich Merkzettel, Erinnerungen oder planen Sie bewusst Belohnungen ein, wenn Sie ein Ziel erreicht haben.

Lebensmittel weglassen, die Sie nicht vertragen

Wenn Sie von vornherein wissen, dass es Lebensmittel gibt, bei denen Sie Sodbrennen bekommen, dann lassen Sie diese einfach weg.

Ist es Ihnen nicht so ganz bewusst, nutzen Sie zur Unterstützung ein Ernährungstagebuch mit Beschwerdeprotokoll. Damit ist es oft möglich, Übeltäter ausfindig zu machen.

Für das Ernährungstagebuch fertigen Sie mit dem PC oder handschriftlich auf einem Notizblock eine Tabelle an wie in der Muster-Abbildung. Sie benötigen fünf Spalten, in denen Sie Tag, Uhrzeit, Nahrungsmittel/Getränke, Beschwerden direkt nach dem Essen sowie Beschwerden ein bis zwei Stunden nach dem Essen festhalten.

Beispiel für ein Ernährungstagebuch

TAG	UHRZEIT	NAHRUNGSMITTEL/ GETRÄNKE	BESCHWERDEN DIREKT NACH DEM ESSEN	BESCHWERDEN 1–2 STD. NACH DEM ESSEN

Notieren Sie nun immer genau, wenn Sie etwas essen, die Zeiten und was Sie gegessen haben. Am besten notieren Sie es immer sofort, denn es ist sehr schwer, im Nachhinein für einen ganzen Tag zu rekapitulieren, was und wie viel man wann gegessen hat. Dann ist das Protokoll sinnlos, weil sie wieder nur mutmaßen können, was nun der Auslöser gewesen sein könnte.

Wenn Sie dieses Ernährungstagebuch eine gewisse Zeit lang nutzen, werden Sie feststellen, welche Lebensmittel Ihnen Beschwerden bereiten und welche nicht. Lassen Sie dann die „bösen" Nahrungsmittel einfach weg.

Falls Sie bei der Auswertung unsicher sein sollten, hilft Ihnen eine Ernährungsfachkraft gerne weiter.

Auf kohlensäurehaltiges Mineralwasser verzichten

Durch kohlensäurehaltiges Mineralwasser oder auch andere kohlensäurehaltige Getränke kommt Luft in den Magen. Diese möchte wieder entweichen und das passiert über die Speiseröhre. Der UÖS muss sich öffnen. Damit steigt natürlich die Gefahr, dass auch Magensäure nach oben steigt.

Nicht vor dem Schlafengehen essen

Schweres Essen vor dem Schlafengehen (vor allem solches, dessen Verdauungsprozess sehr lange dauert, wie Ölsardinen, Schweinebraten oder gebratenes Geflügel) ist für die meisten Betroffenen fast so etwas wie ein Garant für nächtliches Sodbrennen. Besser ist es also, etwa drei bis vier Stunden vor dem Zubettgehen nichts mehr zu essen, damit der Magen ein wenig Zeit zum Verdauen hat. Zudem sollten Sie schwer Verdauliches meiden und lieber leichte Abendkost zu sich nehmen, wie Suppen und Gedünstetes.

Besser drei bis vier Stunden vor dem Schlafengehen nichts mehr essen.

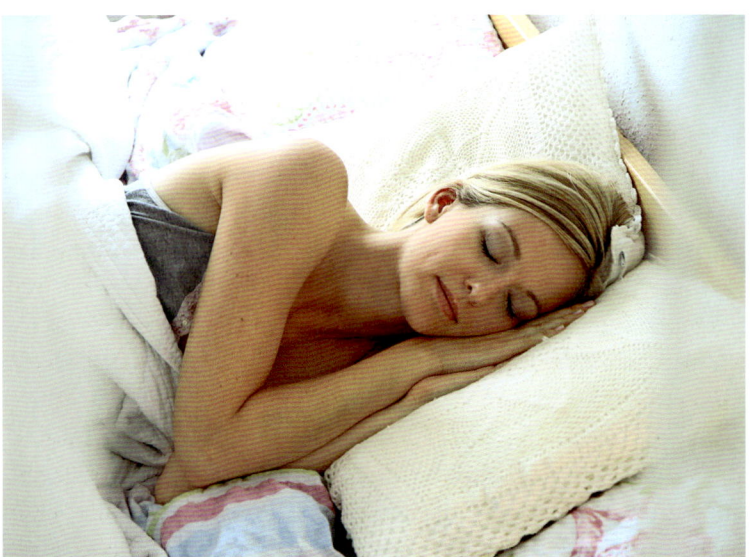

So lange wird verdaut

Für unterschiedliche Speisen benötigt der Magen unterschiedlich lang, um sie zu verarbeiten:

Unter einer Stunde:
- Blattgemüse ca. 20–30 Minuten
- Melonen, Orangen, Grapefruits ca. 30 Minuten
- andere frische Früchte ca. 40 Minuten
- fettarmer Fisch ca. 30 Minuten
- gedünstetes, gekochtes Gemüse ca. 40–50 Minuten

1 bis 2 Stunden:
- Getreide und Hülsenfrüchte ca. 90 Minuten
- fettarme Milchprodukte ca. 90 Minuten
- Hühnchen ohne Haut 1,5–2 Stunden

2 bis 4 Stunden:
- Nüsse ca. 2,5–3 Stunden
- Vollmilch-Hüttenkäse ca. 2 Stunden
- Rind oder Lamm ca. 3–4 Stunden

4 bis 6 Stunden:
- Schwein: 4,5–5 Stunden

Nehmen Sie sich Zeit zum Essen

Schon unsere Mütter haben uns immer wieder gepredigt, dass wir unser Essen nicht so herunterschlingen sollen – Kinder haben ja oft überhaupt keine Zeit zum Essen. Doch die Mamas haben mal wieder Recht. Denn es ist tatsächlich wissenschaftlich nachgewiesen worden: Das Reflux-Risiko bei Schnellessern und anderen Problemessern ist um 50 % höher als bei langsamen, genussvollen Essern.

Also: Nehmen Sie sich Zeit zum Essen, kauen Sie gründlich, bis die Nahrung ein richtiger Brei in Ihrem Mund ist und schlucken Sie erst dann. Damit schlagen Sie zwei Fliegen mit einer Klappe: Die Enzyme des Speichels leiten die Verdauung ein, der

Magen hat weniger Arbeit und Sie bleiben vom „Schnell-Esser-Reflux" verschont.

Nur bei Hunger essen

In unserer Überflussgesellschaft haben wir überall und jederzeit Zugriff auf Nahrungsmittel. Doch nicht nur das: Essen hat heutzutage oft noch andere Funktionen als das Stillen des Hungers, es wird unbewusst gegen Langeweile und Frust oder für Lustgefühle genutzt. Für manche Menschen hat Essen eine Belohnungsfunktion und wieder andere essen aus purer Gewohnheit immer zu bestimmten Zeiten. Leider bleibt bei diesem Essverhalten häufig das Hungerfühl auf der Strecke, das heißt viele Menschen empfinden gar kein echtes Hungergefühl mehr. Und ebenso wie das Hungergefühl verschwindet, verschwindet auch das Sättigungsgefühl.

Problematisch daran ist, dass man dadurch in der Regel zu viel Nahrung zu sich nimmt und der Magen stets gefüllt ist. Dadurch wird der Magendruck zu hoch, was dann zu Sodbrennen führen kann. Langfristig fördert dieses Verhalten Übergewicht, was wiederum ein Risikofaktor für zahlreiche Erkrankungen darstellt.

Mein Tipp: Lernen Sie Ihr Hunger- und Sättigungsgefühl wieder kennen. Warten Sie mit der nächsten Mahlzeit, bis Sie ein wirkliches Magenknurren vernehmen und essen Sie nicht, weil gerade Essenszeit ist. Das Sättigungsgefühl setzt nach etwa 20 Minuten ein – auch ein Grund, weshalb man langsam essen sollte. Wer langsam isst, isst weniger. Hören Sie auf, wenn Sie satt sind, und nicht erst, wenn der Teller leer ist. Die Sonne scheint morgen trotzdem noch.

Essen Sie mehrere kleine Mahlzeiten

Zur Prävention von Sodbrennen sind mehrere kleine Mahlzeiten täglich besser als wenige große. Am besten essen Sie vier bis sechs

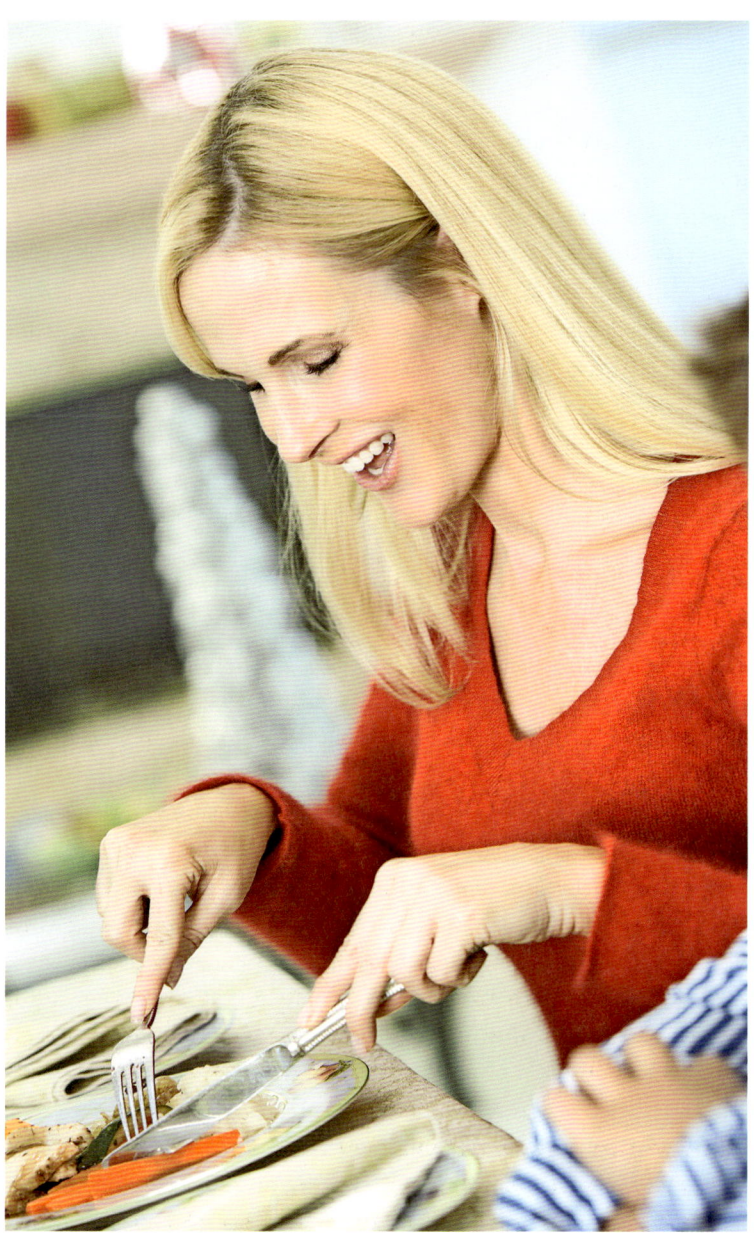

Mehrere kleine Mahlzeiten, langsam und genussvoll gegessen, können Sodbrennen vorbeugen.

Mal am Tag eine kleinere Portion anstatt zwei oder drei große Mahlzeiten. Der Magen ist damit weniger gefüllt, es entsteht weniger Druck und auch die Produktion der Magensäure bleibt im Normalbereich. Das Risiko für Sodbrennen sinkt.

Fleisch und Milchprodukte nur in geringen Mengen

Sie wissen ja bereits, dass Fleisch und Milchprodukte Säurebildner sind und dass Sie deshalb nur geringe Mengen davon verzehren sollten. Vor allem sollten Sie darauf achten, sehr fettiges, stark gewürztes Fleisch aus industrieller Produktion sowie stark verarbeitete Fleisch- und pasteurisierte Milchprodukte aus Massenproduktionsbetrieben zu meiden. Viele Menschen bekommen nach dem Verzehr dieser Lebensmittel Sodbrennen. Wenn Sie also tierische Produkte kaufen, wählen Sie ganz genau aus, was Sie kaufen und achten Sie auf Qualität, Tierhaltung und Herkunft. Am besten wäre natürlich die Ware vom Bio-Bauern in Ihrer Nähe.

Verzichten Sie auf Frittiertes, Süßigkeiten, Tabak und Alkohol

Was Frittiertes, konzentrierter Zucker, Tabak und Alkohol mit Sodbrennen zu tun haben, haben Sie bereits gelesen. Die logische Schlussfolgerung daraus ist, am besten vollständig darauf zu verzichten – nicht nur, weil das Sodbrennen dann meist verschwindet, sondern auch wegen der vielen anderen Erkrankungen, die Sie sich damit womöglich ersparen können. Denken Sie nur an die zahlreichen Zivilisationskrankheiten wie Herz-Kreislauf-Erkrankungen, Übergewicht, Diabetes oder auch diverse Krebsformen.

Wenn Sie sich bewusst dafür entscheiden sollten, Frittiertes, Süßigkeiten oder Alkohol nicht vollständig aus Ihrem Speiseplan zu streichen, dann versuchen Sie, ein gesundes Maß zu finden. Achten Sie auf die Empfehlungen der Ernährungspyramide, die Ihnen eine Portion pro Tag erlaubt. Wählen Sie bewusst und achtsam aus und genießen Sie es.

Bezüglich Tabak und Zigaretten kann ich leider keine andere Empfehlung aussprechen, als am besten sofort und schnellstens aufzuhören. Denn wer raucht, der entscheidet sich für Krankheit und vielleicht sogar ein kürzeres Leben.

Zubereitungsarten ändern

Wenn Sie bisher eher fettreich und mit viel tierischen Fetten wie Butter oder Schmalz gekocht haben, steigen Sie auf fettarme Zubereitungsarten um. Nutzen Sie fettarme Garmethoden wie Dünsten, Schmoren, Dampfgaren oder Grillen. Verwenden Sie keine Butter zum Anbraten, sondern lieber erhitzbare pflanzliche Öle wie beispielsweise Rapsöl (bis 210 Grad) oder natives Olivenöl, das sich bis 180 Grad erhitzen lässt.

Sodbrennen fördernde Lebensmittel auf einen Blick
Bei Sodbrennen sollten Sie auf die folgenden Speisen besser verzichten:
- scharf gewürzte und gesalzene Speisen
- stark gebratene und panierte Speisen
- fettreiche Lebensmittel und frittierte Gerichte
- geräucherte Lebensmittel
- Tomaten, gelbe und grüne Paprika
- frisch gebackene Hefeprodukte
- Kaffee
- Pfefferminztee
- Cola, Limonaden
- alle kohlensäurehaltigen Getränke und Mineralwässer
- Alkoholische Getränke (Likör, Schnaps)
- Süßspeisen/Süßigkeiten vor allem mit hohem Fettgehalt (Schokolade, Nüsse)

Tipps aus der Gesundheitskiste – Hausmittel

Nachfolgend finden Sie einige Tipps und Tricks aus der Gesundheitskiste, die helfen können, vor allem vorübergehendes, akutes Sodbrennen in den Griff zu bekommen. Es kann sein, dass nicht jedes dieser Mittel bei Ihnen gut wirkt, daher gilt es, auszuprobieren, was Ihnen am besten hilft.

Heilerde

Heilerde ist ein reines Naturprodukt, das aus dem eiszeitlichen Löss entstanden ist. Löss ist ein Gestein, das durch die Zerstörung anderer Gesteine entstanden ist und anschließend abgelagert wurde. Damit zählt Löss zu den Sedimentgesteinen. Der natürlich vorkommende Löss ist bereits ein ganz feines Pulver, das durch einen Verarbeitungsprozess noch feiner vermahlen wird und durch die dadurch noch mehr vergrößerte Oberfläche die Fähigkeit besitzt, Substanzen zu binden.

Heilerde enthält außerdem eine ideale Mischung aus Mineralien wie Silizium, Kalzium, Eisen, Kalium, Magnesium, Natrium und Spurenelementen wie Kupfer, Mangan, Nickel, Selen und Zink. Die hauchfein gemahlenen Tonmineralien der Heilerde haben viele positive Effekte:

- Sie binden überschüssige Magensäuren, sodass die Einnahme bei Sodbrennen eine schnelle und positive Wirkung erzielt.
- Die aufquellende Heilerde verdickt den Stuhl und wirkt Durchfall entgegen.
- Heilerde schützt den Organismus vor oxidativem Stress und freien Radikalen.

Eingesetzt wird die Heilerde nicht nur bei Sodbrennen, sondern auch bei Reizdarm und Reizmagen, zur Bindung von Cholesterin und Fetten aus der Nahrung, zur ganzheitlichen Entgiftung oder

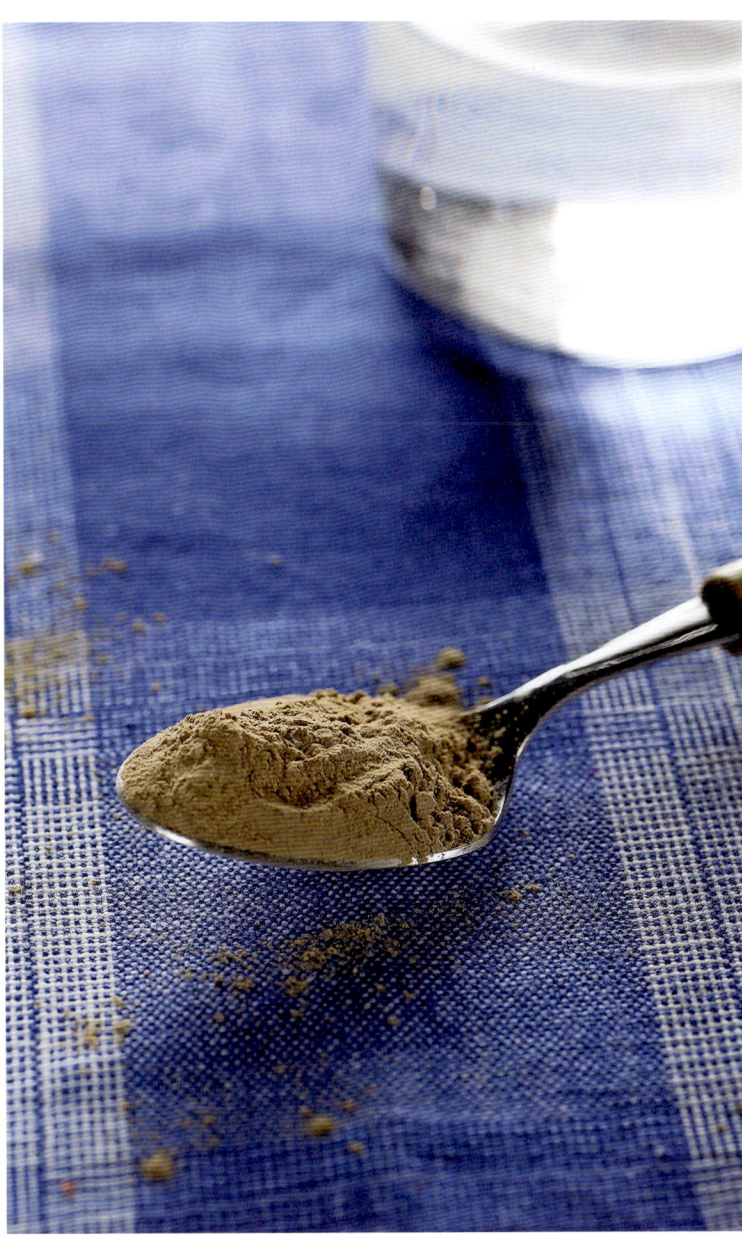

Heilerde kann als Pulver, Kapseln oder Granulat eingenommen werden.

bei Histaminintoleranz. Äußerlich lässt sich Heilerde auch bei Akne, Haut-, Muskel- und Gelenkbeschwerden oder Entzündungen anwenden. Auch Aphten im Mund verschwinden mit Heilerde innerhalb kürzester Zeit.

Tee

Tee ist ein bewährtes Hausmittel gegen Sodbrennen, zum Beispiel verschiedene Magen-Darm-Teemischungen oder Tees mit Heilpflanzen, wie Kamille, Fenchel, Schafgarbe, Anis, Kümmel, Spitzwegerich. Interessant ist auch der Enzian-Heilerde-Tee. Hier soll besonders die Wurzel des gelben Enzians die Säureproduktion der Magenwände reduzieren. Den Tee können Sie in der Apotheke erhalten.

Kartoffelsaft und Kartoffeln

Der Saft von rohen Kartoffeln wirkt stark basisch, beruhigend und entsäuernd. Trinken Sie den Saft von einer frisch gepressten Kartoffel vor dem Essen. Am effektivsten ist eine Kur über mehrere Wochen. Kartoffelsaft gibt es im Reformhaus fertig zu kaufen. Frisch gekochte Kartoffeln sind basenhaltig und neutralisieren überschüssige Magensäure. Auch Süßkartoffeln haben diese positiven Eigenschaften und bringen Abwechslung in die Küche.

Sauerkrautsaft

Auch Sauerkrautsaft kann im akuten Fall helfen. Der milchsauer vergorene Saft reguliert den pH-Wert im Magen und reduziert damit das Sodbrennen.

Nüsse und Mandeln

Kauen Sie bei Sodbrennen langsam ein paar Mandeln oder Nüsse und schlucken Sie den Brei dann herunter.

Geheimrezept: stündlich etwas Apfel

Dieses Geheimrezept kommt von einem Facharzt für Refluxerkrankungen aus Wien. Demnach sollte man stündlich einen halben oder einen viertel Apfel (mit Schale) essen. Dies neutralisiert die Magensäure und gibt Energie.

Oft hört oder liest man auch von Tipps wie dem Trinken eines Glases stillen Wassers oder warmer Milch oder auch etwas Weiß-

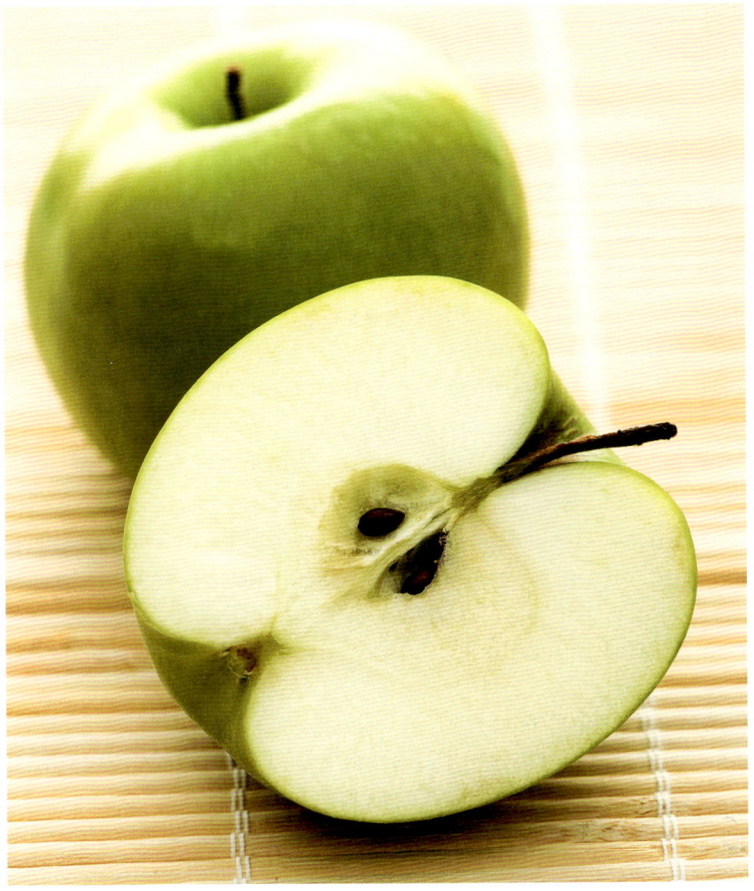

Stündlich einen halben oder viertel Apfel mit Schale essen neutralisiert die Magensäure.

brot zu essen. Insgesamt liegt es an Ihnen, die vorgeschlagenen Tipps auszuprobieren, um festzustellen, welche bei Ihnen helfen. Mit Sicherheit können sie eine gute erste Hilfe bei leichten oder akuten Beschwerden darstellen.

Bei starkem oder chronischem Sodbrennen müssen Sie auch noch zu den anderen dargestellten Therapiemethoden greifen: Eine ganzheitliche Betrachtung der Lebensweise und entsprechende Veränderungen sind hier ausschlaggebend!

Sinnvolle Lebensmittel, Kräuter und Gewürze

Kohlensäurearmes oder stilles Wasser: Es befördert die Säuren wieder zurück in den Magen und verdünnt sie. Auch hilft Wasser den pH-Wert im Magen zu erhöhen. Am besten trinken Sie vor jeder Mahlzeit ein großes Glas Wasser.

Bananen: Sie enthalten viele Schleimstoffe, die sich nach dem Verzehr wie ein Schutzschild auf die Magenschleimhaut legen. Überschüssige Säuren werden neutralisiert und lassen Sodbrennen gar nicht erst entstehen.

Avocados: Da die Avocado sehr mild ist und zudem basisch, kann sie wunderbar bei Sodbrennen helfen, indem sie die Magensäure neutralisiert. Außerdem finden sich in der grünen Frucht viele gesunde Fette, die den Cholesterinspiegel regulieren können.

Haferflocken: Die vor wertvollen Inhaltsstoffen strotzenden Getreidekörner können die entstehende Säure eindämmen. Im Akutfall können Sie auch zwei Esslöffel trockene Haferflocken gründlich kauen. Hilfreich ist es auch, morgens vor dem Frühstück folgende Mischung langsam zu trinken oder zu löffeln: Bringen Sie etwa fünf Esslöffel Wasser zum Kochen und verrühren darin einen Esslöffel feine Haferflocken.

Karotten: Roh gegessen binden die Pektine in der Karotte Giftstof-

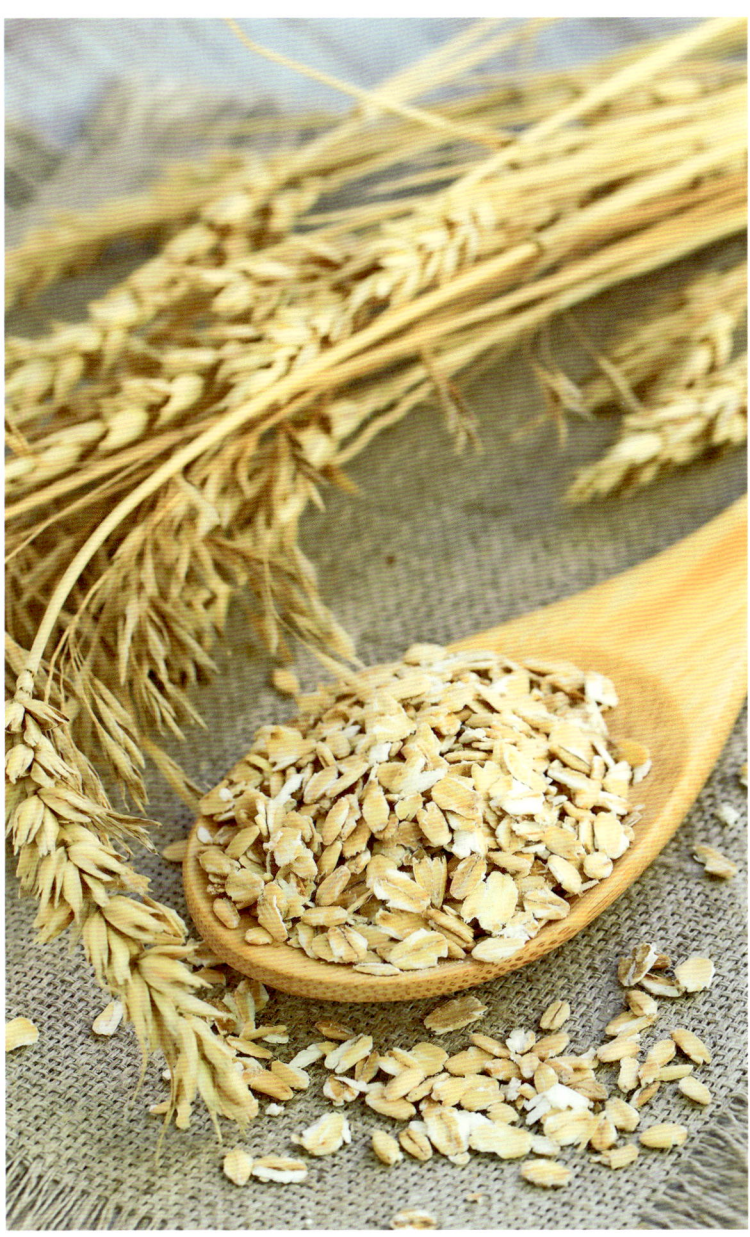

Im Akutfall einfach zwei Esslöffel trockene Haferflocken gründlich kauen.

fe und neutralisieren überschüssige Säuren. Sie wirkt kräftigend auf alle Schleimhäute (also auch auf die Magenschleimhaut), fördert schöne Haut, wirkt verjüngend und hemmend auf Alterungsprozesse.

Auch in der Kräuter- und Gewürzküche finden sich zahlreiche Gewürze und Kräuter, die gegen Sodbrennen unterstützend wirken können:

Thymian enthält ätherische Öle und Bitterstoffe, die verdauungsfördernd sind und die Produktion von Verdauungssäften anregen.

Salbei wirkt entzündungshemmend und beruhigt.

Schnittlauch ist reich an Vitamin C, enthält reichlich Schleimstoffe (Saponine), wirkt entzündungshemmend, beruhigend und stärkend auf den Magen-Darm-Trakt.

Fenchel ist sehr bekömmlich und leicht verdaulich.

Löwenzahn, Brennnessel, Kresse, Dill und Borretsch sind Basenbildner.

Kardamom wirkt beruhigend auf die aggressive Magensäure.

Vanille wird normalweise als Würzmittel angewendet, hat aber auch Heilwirkung. Im Verdauungstrakt wirkt sie galletreibend und damit verdauungsfördernd.

Kamille hat antibakterielle, entzündungshemmende und beruhigende Wirkung.

Anis wirkt krampflösend, wird gern mit Fenchel und Kümmel zusammen verwendet.

Fenchelsamen sind besonders bekömmlich. Sie werden gern bei Blähungen eingesetzt und wirken auch antibakteriell.

Kümmel fördert die Durchblutung der Magen- und Darmschleimhäute und zählt damit zu den verdauungsfördernden Gewürzen.

Spitzwegerich wirkt antibakteriell und enthält einen großen Anteil an Schleimstoffen, die einen schützenden, geleeartigen Film über die Schleimhaut des Magens und der Speiseröhre legen.

Pimpinelle (Kleiner Wiesenknopf) enthält viele ätherische Öle, die

> **!**
>
> Tipp: Zum Kaffee eine Prise Kardamom hinzugeben, dies wirkt präventiv gegen Sodbrennen durch Kaffeegenuss.

auf die Magenschleimhaut beruhigend wirken. Sie können dieses Heilkraut in der Apotheke beziehen.

Kurkuma wirkt antioxidativ, entzündungshemmend und antikanzerogen.

Zimt wirkt antibakteriell und mildert die Symptome von Sodbrennen.

Ingwer stärkt den Schließmuskel der Speiseröhre und nimmt die Magensäure auf. Tipp: ein Stück Ingwerknolle in den Mund nehmen und kauen. Für eine Tasse Ingwer-Tee reiben Sie eine frische Ingwerknolle fein, überbrühen 1 gehäuften Teelöffel mit etwa 400 ml kochendem Wasser und lassen ihn 10 Minuten ziehen.

Enzianwurzel gilt als Stärkungsmittel und Tonikum, denn die Bitterstoffe im Enzian führen zu einer Anregung der Speichel- und Magensaftsekretion. Er wird traditionell bei Erkältungen, Eisenmangelanämie, Verdauungsbeschwerden, Magenbeschwerden verwendet, kann aber auch in diesem Zusammenhang bei Sodbrennen eingesetzt werden. Für einen Tee kochen Sie ½ TL Enzianwurzel mit 150 ml Wasser auf und trinken Sie diesen nach den Mahlzeiten.

! Tipp: Einen kleinen Löffel Zimt in eine Tasse mit kochendem Wasser geben, umrühren, abseihen und trinken.

! Achtung: Enzian ist nicht für Schwangere und Menschen mit hohem Blutdruck geeignet.

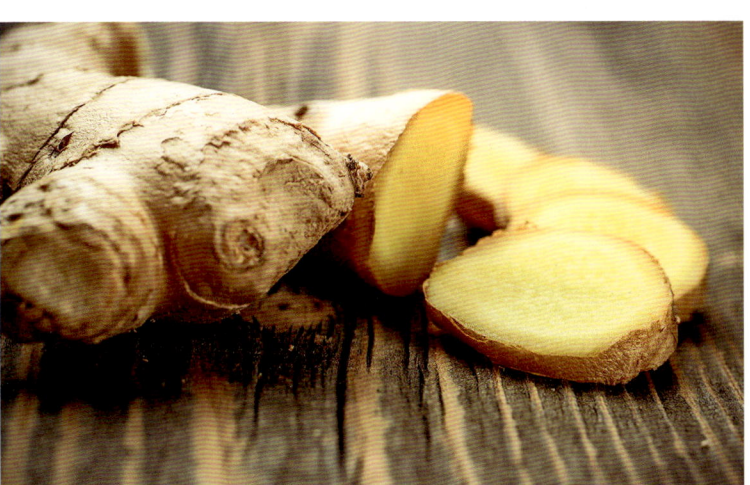

Ingwer stärkt den Schließmuskel der Speiseröhre.

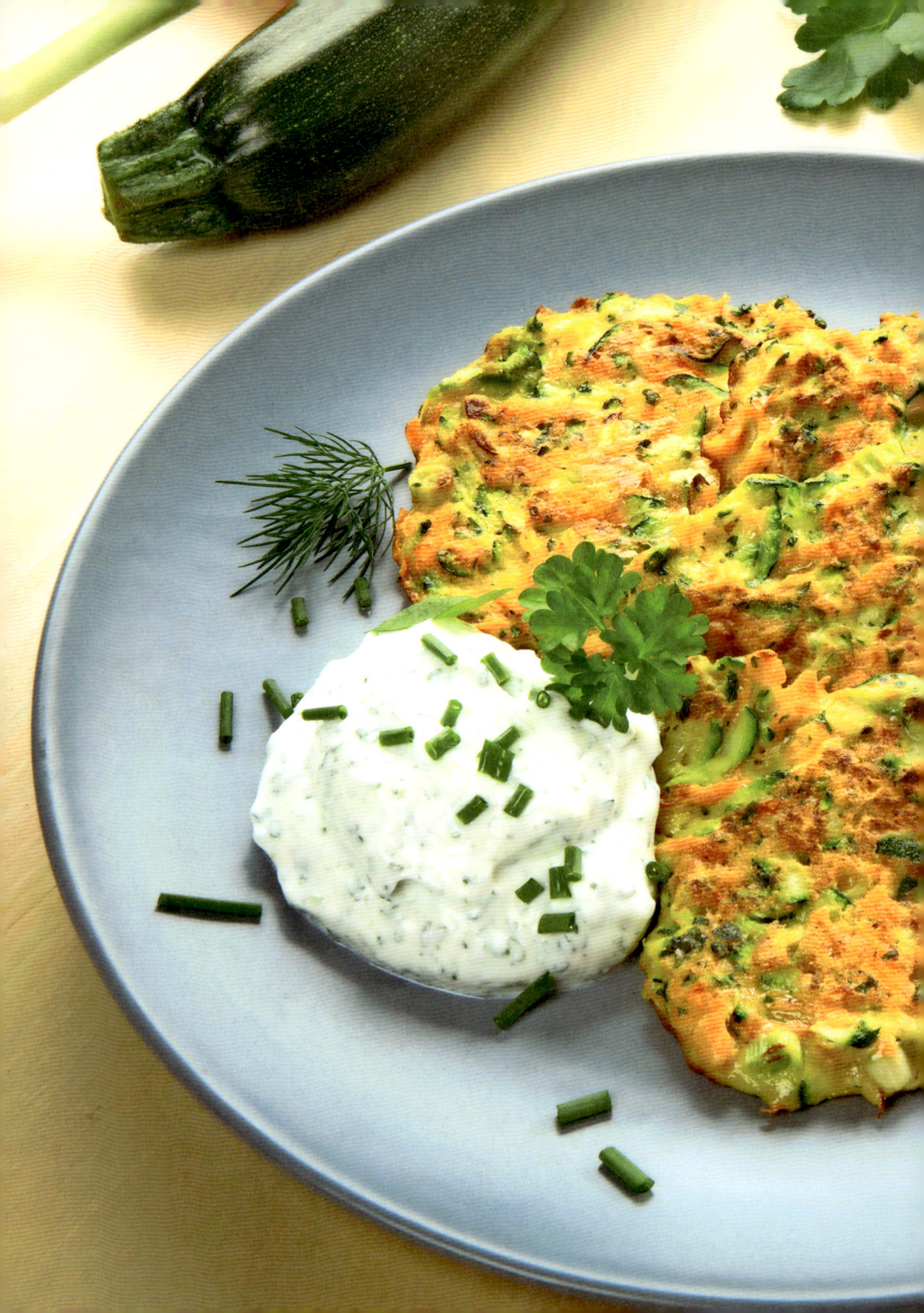

LECKERE REZEPTE GEGEN DIE ÜBERSÄUERUNG

In den folgenden Rezepten werden viele der vorgestellten Lebensmittel in schmackhafte und abwechslungsreiche Gerichte verpackt. Wir wünschen Ihnen viel Spaß beim Ausprobieren und beste Gesundheit!

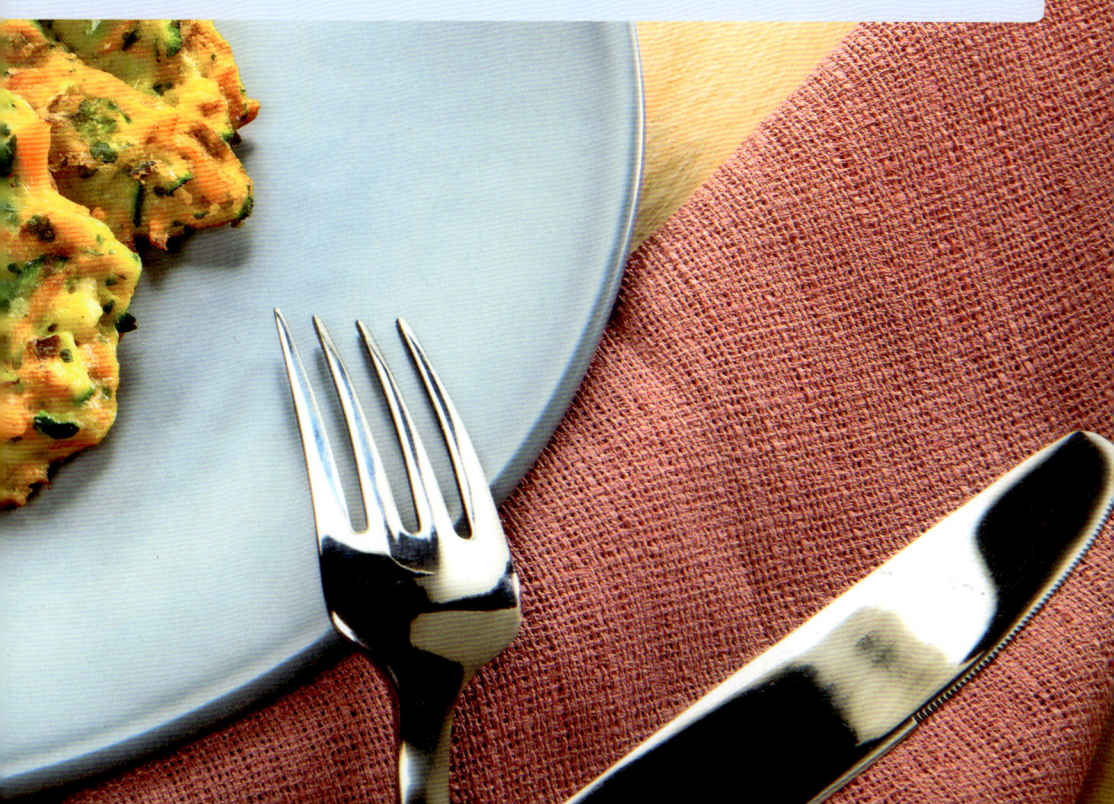

FRÜHSTÜCKE UND ZWISCHENMAHLZEITEN

Aprikosen-Bananen-Müsli

Zubereitungszeit: 20 Minuten
Einweichzeit: Über Nacht

Nährwerte pro Portion:

325 kcal	43 g Kohlenhydrate
1358 kJ	6 g Ballaststoffe
13 g Eiweiß	4 BE
9 g Fett	2 mg Cholesterin

Zutaten für 2 Personen

2 getrocknete Aprikosen

6 EL Haferflocken

2 EL Kürbiskerne

250 ml Milch, 1,5 % Fett

2 Bananen

8 Mandeln

1 EL Gojibeeren, getrocknet

Zubereitung

1   Für das Müsli die getrockneten Aprikosen in kleine Würfel schneiden und mit den Haferflocken und den Kürbiskernen in der Milch über Nacht einweichen.

2   Am Morgen die Bananen schälen, in dünne Scheiben schneiden und untermengen. Das Müsli in Müslischalen verteilen. Zum Schluss die Mandeln klein hacken und mit den Gojibeeren darauf verteilen.

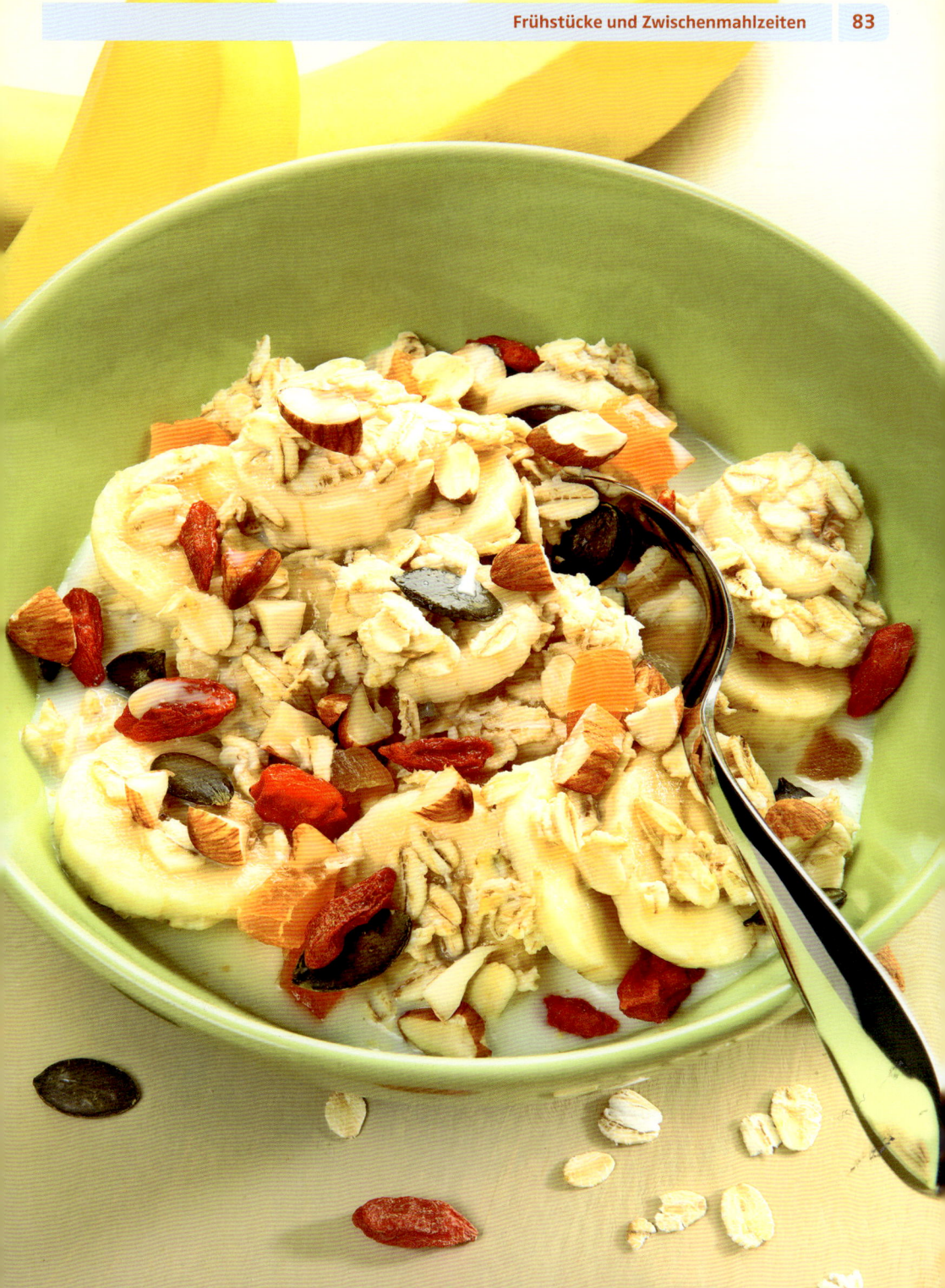

Erdbeer-Dickmilch-Müsli

Zubereitungszeit: 15 Minuten	
Nährwerte pro Portion:	
186 kcal	25 g Kohlenhydrate
777 kJ	3 g Ballaststoffe
10 g Eiweiß	2 BE
4 g Fett	2 mg Cholesterin

Zutaten für 2 Personen
120 g frische Erdbeeren
400 g Dickmilch, 3,5 % Fett
2 TL Agavendicksaft oder Honig
2 EL Haferflocken
2 TL Sesam

Zubereitung

1 Für das Müsli die Erdbeeren waschen, putzen und mit Küchenpapier trocken tupfen. Dickmilch mit dem Agavendicksaft in eine Schüssel geben, verrühren und in zwei Müslischalen verteilen.

2 Die Haferflocken mit dem Sesam mischen und mit den vorbereiteten Erdbeeren in die beiden Schalen geben und servieren.

Gurken-Avocado-Aufstrich

Zubereitungszeit: 20 Minuten	
Nährwerte pro Portion:	
479 kcal	38 g Kohlenhydrate
202 kJ	11 g Ballaststoffe
22 g Eiweiß	3 BE
23 g Fett	4 mg Cholesterin

Zutaten für 2 Personen
1 Avocado
200 g Hüttenkäse
½ Salatgurke
Salz, Pfeffer
4 Scheiben Vollkornknäckebrot
2 EL Sprossen (z. B. Alfalfa, Rotkohl, Weizen)

Zubereitung

1 Die Avocado schälen, das Fruchtfleisch in kleine Würfel schneiden und mit dem Hüttenkäse in eine Schüssel geben und verrühren. Die Salatgurke schälen, in kleine Würfel schneiden und dazugeben.

2 Mit Salz und Pfeffer abschmecken und die Knäckebrote damit bestreichen. Zum Schluss die Sprossen in einem Sieb mit warmen Wasser abbrausen, abtropfen lassen und darüber verteilen.

Hüttenkäse mit Flocken und Gemüse

Zubereitungszeit: 25 Minuten

Nährwerte pro Portion:

293 kcal	21 g Kohlenhydrate
1224 kJ	5 g Ballaststoffe
26 g Eiweiß	2 BE
9 g Fett	6 mg Cholesterin

Zutaten für 2 Personen

250 g Hüttenkäse

4 EL Haferflocken

1 EL Leinsamen

1 EL Kürbiskerne

1 EL Sonnenblumenkerne

100 ml Buttermilch

1 Minigurke

200 g Staudensellerie

1 TL Braunhirse

Salz, Pfeffer

Zubereitung

1 Den Hüttenkäse in eine Schüssel geben. Haferlocken mit Leinsamen, Kürbiskernen und Sonnenblumenkernen dazugeben und untermengen. Die Buttermilch dazugeben und 10 Minuten stehen lassen.

2 Inzwischen die Gurke waschen, der Länge nach halbieren und in Würfel schneiden. Den Staudensellerie putzen, waschen und ebenfalls in kleine Würfel schneiden, einige Blätter zum Garnieren zur Seite legen.

3 Das Gemüse zum Hüttenkäse geben und das Ganze mit Braunhirse, wenig Salz und Pfeffer würzig abschmecken. In Schälchen oder Gläser füllen, mit Sellerieblättern garnieren und servieren.

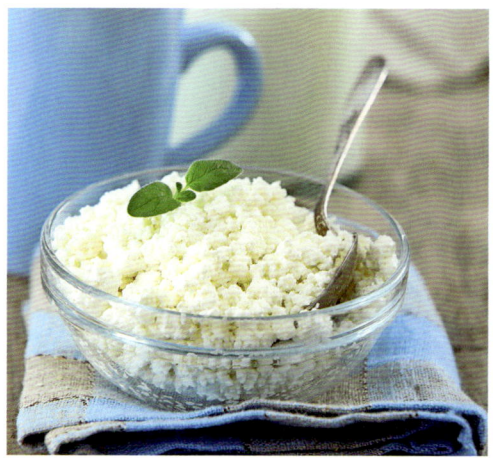

Roastbeefscheiben auf Knäckebrot

Zubereitungszeit: 20 Minuten

Nährwerte pro Portion:

371 kcal	37 g Kohlenhydrate
1550 kJ	3 g Ballaststoffe
18 g Eiweiß	3 BE
14 g Fett	38 mg Cholesterin

Zutaten für 2 Personen

4 Scheiben Vollkornknäckebrot

80 g Frischkäse

2 große Radieschen

4 Scheiben gebratenes Roastbeef

frische Kresse zum Garnieren

Zubereitung

1 Die Knäckebrotscheiben mit dem Frischkäse bestreichen und auf Teller legen. Die Radieschen putzen, waschen, abtrocknen und grob über die Brotscheiben raspeln.

2 Die Roastbeefscheiben daraufsetzen und zum Schluss mit frischer Kresse garnieren.

Gemüseaufstrich mit Dinkelbrötchen

Zubereitungszeit: 20 Minuten

Nährwerte pro Portion:

263 kcal	29 g Kohlenhydrate
1099 kJ	8 g Ballaststoffe
13 g Eiweiß	2 BE
9 g Fett	22 mg Cholesterin

Zutaten für 2 Personen

1 Karotte

¼ Salatgurke

1 gelbe Paprikaschote

120 g körniger Frischkäse

Salz, Pfeffer

2 Dinkelbrötchen

Zubereitung

1 Die Karotte und die Gurke schälen und in kleine Würfel schneiden. Die Paprikaschote halbieren, Kerne und Stielansatz entfernen, waschen und das Fruchtfleisch ebenfalls in kleine Würfel schneiden.

2 Das Gemüse mit dem Frischkäse in eine kleine Schüssel geben, vermengen und mit Salz und Pfeffer abschmecken.

3 Die Dinkelbrötchen halbieren und den Gemüseaufstrich auf die unteren Hälften verteilen. Zum Schluss die oberen Hälften daraufsetzen und servieren.

Rührei mit Champignons und Karotten

Zubereitungszeit: 25 Minuten	
Nährwerte pro Portion:	
480 kcal	30 g Kohlenhydrate
206 kJ	9 g Ballaststoffe
31 g Eiweiß	3 BE
22 g Fett	456 mg Cholesterin

Zutaten für 2 Personen

120 g Champignons

2 Karotten

1 TL Rapsöl

4 Eier

1 TL gehackte Blattpetersilie

Salz, Pfeffer

2 Scheiben Vollkornbrot

Zubereitung

1 Die Champignons putzen und in dünne Scheiben schneiden. Die Karotten waschen, schälen und in dünne Streifen schneiden. Das Rapsöl in einer beschichteten Pfanne erhitzen und Pilze und Karotten darin andünsten.

2 Die Eier mit der Petersilie in einer kleinen Schüssel verquirlen, mit Salz und Pfeffer würzen und zum Gemüse geben. Unter Rühren stocken lassen und auf den Vollkornbroten anrichten.

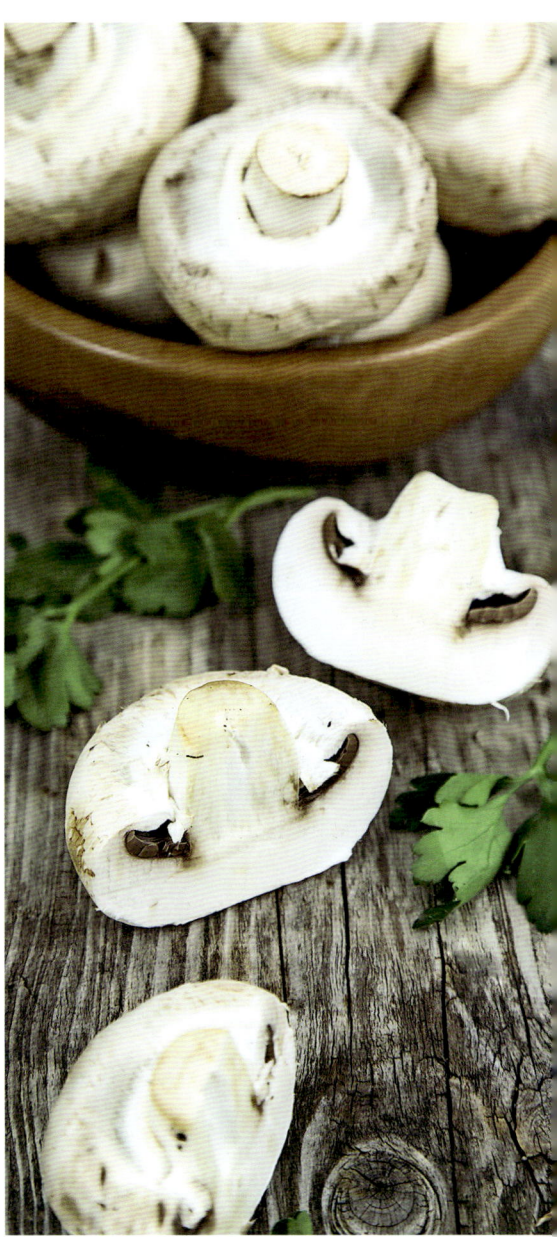

Grünkern-Gemüse-Burger

Zubereitungszeit: 50 Minuten	
Nährwerte pro Portion:	
380 kcal	57 g Kohlenhydrate
1588 kJ	7 g Ballaststoffe
14 g Eiweiß	5 BE
8 g Fett	58 mg Cholesterin

Zutaten für 4 Personen

100 g Grünkern

1 Karotte

1 orange Paprikaschote

40 g Maiskörner (frisch, Dose oder TK)

40 g Erbsen (frisch, Dose oder TK)

1 Kräuterbund (z. B. Petersilie, Dill)

1 Ei

Salz, Pfeffer

1 TL Rapsöl

4 Sesambrötchen

4 Blätter Kopfsalat

2 TL Frischkäse

8 Tomatenscheiben

1 EL frische Kresse

Zubereitung

1 500 ml Salzwasser zum Kochen bringen, Grünkern zufügen und bei mittlerer Hitzezufuhr etwa 35 Minuten garen. Grünkern in ein Sieb abschütten, kalt abbrausen und gut abtropfen lassen.

2 Inzwischen die Karotte schälen und die Paprikaschote putzen. Das Gemüse in kleine Würfel schneiden und mit Mais, Erbsen und dem Grünkern in eine Schüssel geben. Die Kräuter feinhacken und mit dem Ei zufügen. Das Ganze vermengen und mit Salz und Pfeffer würzen.

3 Rapsöl in einer beschichteten Pfanne erhitzen. Aus der Grünkernmasse Frikadellen formen und von beiden Seiten knusprig braten. Die Frikadellen auf Küchenpapier legen und abkühlen lassen.

4 Die Sesambrötchen halbieren und die unteren Hälften mit Salatblättern belegen. Die Frikadellen darauf setzen und mit je etwas Frischkäse, zwei Tomatenscheiben und Kresse garnieren. Die oberen Hälften darauf geben und anrichten.

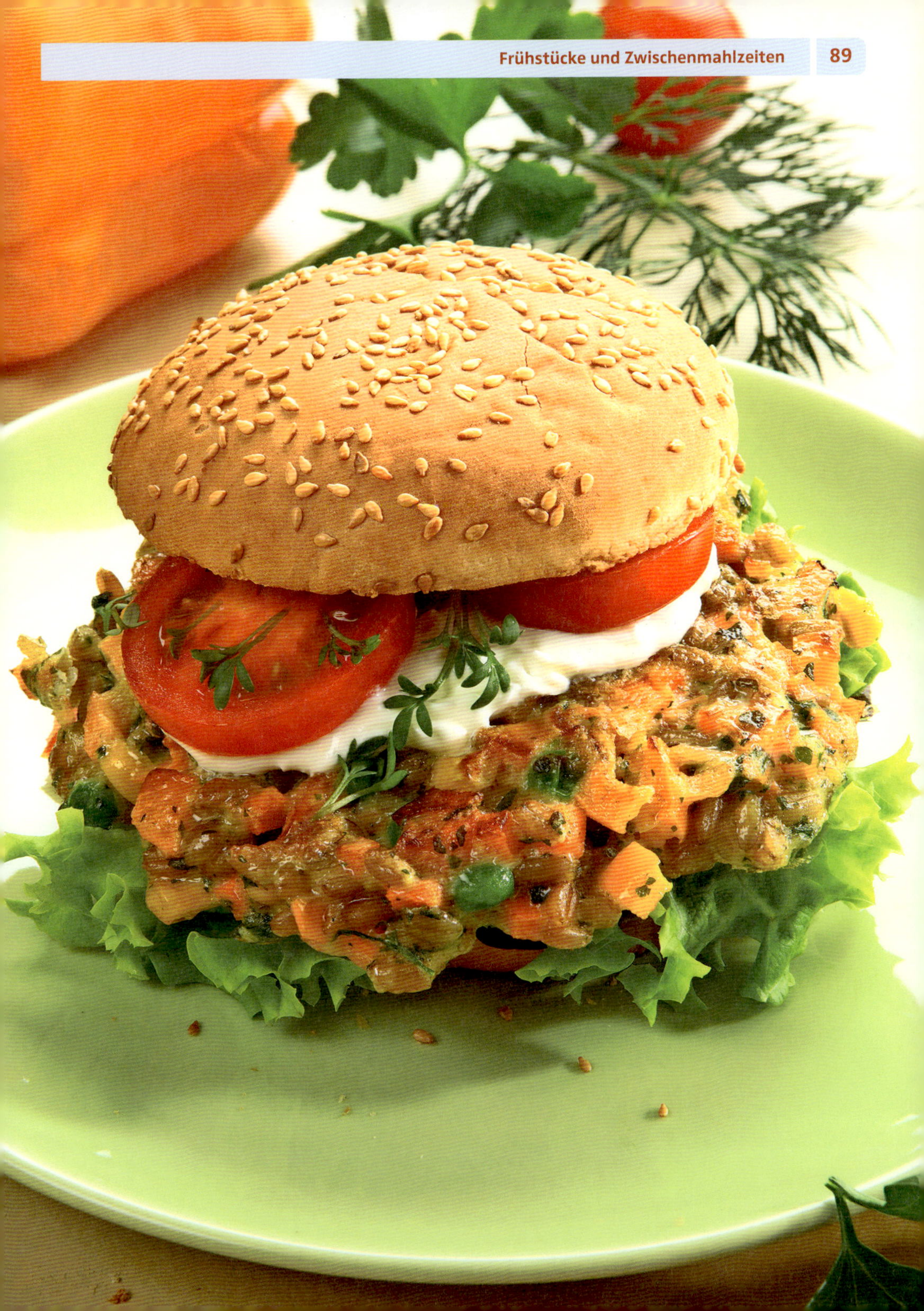

DRINKS UND SMOOTHIES

Apfel-Karotten-Shake

Zubereitungszeit: 15 Minuten

Nährwerte pro Portion:

127 kcal	23 g Kohlenhydrate
530 kJ	5 g Ballaststoffe
1 g Eiweiß	2 BE
3 g Fett	0 mg Cholesterin

Zutaten für 2 Personen

1 Karotte

1 Apfel

125 ml Apfelsaft

125 ml Karottensaft

1 TL Weizenkeimöl

2 TL Honig, Ahornsirup oder Agavendicksaft

Zubereitung

1 Die Karotte schälen und zwei dicke Scheiben abschneiden. Den Apfel waschen und ebenfalls zwei dicke Scheiben abschneiden. Apfelscheiben und Karotten etwas einschneiden und dekorativ auf die Gläser stecken.

2 Apfelsaft, Karottensaft und das Keimöl in einen Shaker geben. Honig, Ahornsirup oder Agavendicksaft zufügen und das Ganze 10 Sekunden kräftig schütteln. Das Getränk in die vorbereiteten Gläser gießen und servieren.

Grüner-Gemüse-Smoothie

Zubereitungszeit: 20 Minuten

Nährwerte pro Portion:

239 kcal	30 g Kohlenhydrate
999 kJ	4 g Ballaststoffe
18 g Eiweiß	3 BE
3 g Fett	3 mg Cholesterin

Zutaten für 2 Personen

200 g Staudensellerie

100 g Salatgurke

frisch geriebene Muskatnuss

200 ml Milch, 1,5 % Fett

1 EL Mandeln

4 EL feine Haferflocken

Salz, Pfeffer

500 g Joghurt, 1,5 % Fett

Zubereitung

1 Den Staudensellerie putzen, etwas Blattgrün zum Garnieren zur Seite legen. Die Gurke waschen. Staudensellerie und Salatgurke klein schneiden und mit etwas Salz und ein wenig gemahlener Muskatnuss fein pürieren.

2 Die Milch mit den Mandeln und den Haferflocken in einen Mixbecher geben. Salz und Pfeffer aus der Mühle nach Geschmack zufügen und fein pürieren. Den Joghurt zufügen, durchmixen und in zwei hohe Gläser füllen. Die Gemüsezubereitung darauf verteilen und unterrühren.

Heidelbeer-Bananen-Smoothie

Zubereitungszeit: 15 Minuten

Nährwerte pro Portion:

210 kcal	38 g Kohlenhydrate
878 kJ	4 g Ballaststoffe
9 g Eiweiß	3 BE
1 g Fett	1 mg Cholesterin

Zutaten für 2 Personen

50 g Heidelbeeren

1 Banane

300 g Joghurt, 1,5 % Fett

2 EL Braunhirse

2 EL feine Haferflocken

1 EL Ahornsirup oder Agavendicksaft

100 ml Wasser

Zubereitung

Die Heidelbeeren waschen, die Banane schälen, klein schneiden und mit dem Joghurt, der Braunhirse und den Haferflocken in einen Mixbecher geben. Ahornsirup oder Agavendicksaft nach Geschmack zufügen und fein pürieren. Das Wasser zufügen, durchmixen und den Smoothie in zwei hohe Gläser füllen.

Ananas-Mango-Mix

Zubereitungszeit: 20 Minuten

Nährwerte pro Portion:

186 kcal	42 g Kohlenhydrate
777 kJ	4 g Ballaststoffe
2 g Eiweiß	4 BE
1 g Fett	0 mg Cholesterin

Zutaten für 2 Personen

1 Baby-Ananas (250 g)

1 Papaya (20 g)

1 reife Mango (250 g)

2 EL Agavendicksaft

200 ml Mineralwasser

Zubereitung

1 Die Ananas halbieren, zwei Spalten abschneiden und beiseite legen. Die restliche Ananas schälen, den Strunk herausschneiden und das Fruchtfleisch klein schneiden. Papaya und Mango waschen, halbieren, je zwei Spalten abschneiden und ebenfalls für die Dekoration zur Seite legen.

2 Papaya und Mango entkernen, schälen und das Fruchtfleisch klein schneiden. Mit der Ananas, Agavendicksaft und Mineralwasser in einen Mixer geben. Die Fruchtspalten leicht einschneiden und dekorativ auf die Gläser stecken. Die Früchte mixen, Drink abschmecken und in die Gläser füllen.

Avocado-Power-Mix

Zubereitungszeit: 15 Minuten

Nährwerte pro Portion:

339 kcal	29 g Kohlenhydrate
1417 kJ	3 g Ballaststoffe
18 g Eiweiß	3 BE
14 g Fett	3 mg Cholesterin

Zutaten für 2 Personen

1 Avocado (150 g)

Salz

200 ml Milch, 1,5 % Fett

1 EL Mandeln

4 EL feine Haferflocken

Pfeffer

500 g Joghurt, 1,5 % Fett

Zubereitung

1 Die Avocado waschen, entkernen, zwei Spalten abschneiden und für die Garnitur zur Seite legen. Die übrige Avocado schälen, klein schneiden und fein pürieren. Nach Belieben leicht salzen.

2 Die Milch mit den Mandeln und den Haferflocken in einen Mixbecher geben. Salz und Pfeffer aus der Mühle nach Geschmack zufügen und fein pürieren. Den Joghurt zufügen, durchmixen und in zwei hohe Gläser füllen. Den Avocado-Mix darauf verteilen und unterrühren.

SUPPEN UND SALATE

Grundrezept Basen-Brühe

Zubereitungszeit: 45 Minuten

Nährwerte pro 50 ml etwa:

150 kcal	19 g Kohlenhydrate
627 kJ	6 g Ballaststoffe
2 g Eiweiß	2 BE
6 g Fett	0 mg Cholesterin

Zutaten für 1 Liter

200 g Wurzelgemüse (Karotte, Sellerie, Petersilienwurzel)

1 kleine Kartoffel mit Schale

frische Kräuter (z. B. Thymian, Majoran, Petersilie, Selleriekraut)

1 Prise Salz

1 Messerspitze Hefeextrakt

Zubereitung

1 Das Wurzelgemüse und die Kartoffel gründlich unter fließendem Wasser abbürsten. Nicht schälen! Alles in kleine Stücke schneiden.

2 Einen Liter Wasser in einem Topf zum Kochen bringen und das Gemüse darin bei niedriger Temperatur garen. Kurz vor Ende der Garzeit die gewaschenen Kräuter dazugeben.

3 Die Brühe durch ein Sieb abgießen und mit Salz und Hefeextrakt würzen.

TIPP

Diese Brühe wird getrunken oder dient als Grundlage für andere Gerichte. Nehmen Sie dafür die doppelte Menge an Zutaten und bewahren Sie die übrige Brühe im Kühlschrank auf, so haben Sie einen guten Vorrat.

Tomaten-Bohnen-Suppe

Zubereitungszeit: 45 Minuten

Nährwerte pro Portion:

253 kcal	34 g Kohlenhydrate
1057 kJ	18 g Ballaststoffe
16 g Eiweiß	3 BE
4 g Fett	0 mg Cholesterin

Zutaten für 4 Personen

1 kleine Zwiebel

1 gelbe Paprikaschote

1 Dose weiße Bohnen (400 g)

1 TL Olivenöl

1 Knoblauchzehe

4 Tomaten

1 l Basen- oder Gemüsebrühe (Seite 93)

Salz, Pfeffer

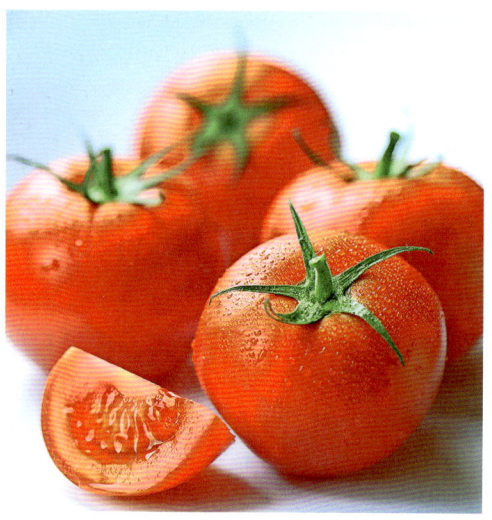

Zubereitung

1 Die Zwiebel abziehen und in feine Würfel schneiden. Die Paprikaschote putzen, entkernen, waschen und das Fruchtfleisch ebenfalls in kleine Würfel schneiden. Die weißen Bohnen in ein Sieb abgießen.

2 Das Olivenöl in einem Suppentopf erhitzen und Zwiebelwürfel und Paprikawürfel darin anbraten. Den Knoblauch abziehen, in dünne Scheiben schneiden und mit den Bohnen zufügen.

3 Die Tomaten waschen, klein schneiden, mit dem Mixer pürieren und mit der Brühe dazu geben. Die Suppe kurz aufkochen lassen. Mit Salz und Pfeffer würzen und bei mittlerer Hitze etwa 15 Minuten kochen lassen. Zum Schluss mit Salz und Pfeffer würzig abschmecken und anrichten.

Spargelcremesuppe mit Shiitakepilzen

Zubereitungszeit: 50 Minuten

Nährwerte pro Portion:

116 kcal	9 g Kohlenhydrate
485 kJ	2 g Ballaststoffe
5 g Eiweiß	1 BE
6 g Fett	74 mg Cholesterin

Zutaten für 2 Personen

200 g weißer Spargel

Salz, Zucker

50 g Shiitakepilze

1 TL Butter

1 EL Dinkelmehl

100 ml kalte Sahne, 10 % Fett

Pfeffer

frisch geriebene Muskatnuss

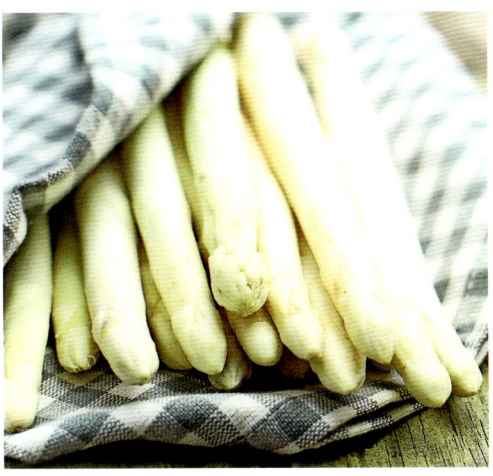

Zubereitung

1 Den Spargel waschen, schälen und die harten unteren Enden abscheiden. Für den Sud 500 ml Wasser mit ½ TL Salz und ½ TL Zucker aufkochen. Shiitakepilze mit Küchenpapier abreiben und mit dem Spargel klein schneiden. Pilze und Spargel im Sud etwa 15 Minuten kochen lassen.

2 Pilze und Spargel abschütten und den Sud dabei auffangen und abkühlen lassen. Die Pilze und die Spargelspitzen auslesen und in einer kleinen Schale zur Seite stellen. Den übrigen Spargel mit dem Sud pürieren.

3 In einem Topf Butter schmelzen und unter Rühren das Mehl zufügen. Mit kalter Sahne und dem Sud auffüllen und unter ständigem Rühren aufkochen. Die Pilze und Spargelspitzen zufügen, aufkochen lassen und die Suppe zum Schluss mit Salz, Pfeffer und wenig frisch geriebener Muskatnuss abschmecken und anrichten.

Karotten-Pastinaken-Suppe

Zubereitungszeit: 40 Minuten

Nährwerte pro Portion:

154 kcal	29 g Kohlenhydrate
643 kJ	6 g Ballaststoffe
4 g Eiweiß	2 BE
2 g Fett	3 mg Cholesterin

Zutaten für 2 Personen

50 g Reisnudeln

Salz

weißer Pfeffer

2 Pastinaken

2 Karotten

1 TL Butter

1 Kräuterbund (z. B. Schnittlauch, Petersilie)

frisch geriebene Muskatnuss

Zubereitung

1 Die Reisnudeln nach Packungsanweisung in Salzwasser garen. In ein Sieb abschütten und abtropfen lassen. Inzwischen die Pastinaken und Karotten schälen und in dünne Scheiben schneiden.

2 In einem Topf Butter schmelzen und das Gemüse darin ohne Farbe andünsten. Mit 500 ml Wasser aufgießen und mit Salz und Pfeffer würzen. Die Kräuter waschen, feinhacken und in die Suppe geben. Zum Schluss die Reisnudeln zufügen und mit Salz, Pfeffer und wenig Muskat würzig abschmecken.

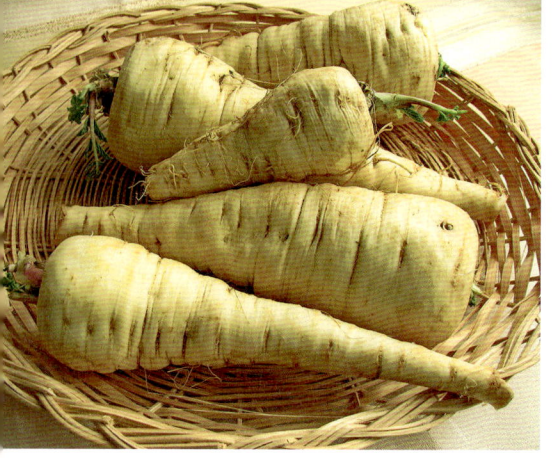

Pikanter Tortellini-Salat

Zubereitungszeit: 35 Minuten	

Nährwerte pro Portion:

412 kcal	72 g Kohlenhydrate
1722 kJ	6 g Ballaststoffe
11 g Eiweiß	6 BE
6 g Fett	34 mg Cholesterin

Zutaten für 2 Personen

1 Lauchzwiebel

100 g Kirschtomaten

150 g Maiskörner (1 kleine Dose)

150 g kalte, gekochte Tortellini (Gemüsefüllung)

1 EL Walnussöl

1 EL Apfelessig

½ TL Senf

½ TL Honig

Salz, Pfeffer

2 Stängel Basilikum

Zubereitung

1 Die Lauchzwiebel waschen und in dünne Ringe schneiden. Die Kirschtomaten waschen, putzen, halbieren. Maiskörner in ein Sieb abschütten und mit fließendem kalten Wasser abbrausen.

2 Mais, Frühlingszwiebeln, Kirschtomaten mit den abgekühlten Tortellini in eine Schüssel geben und vermischen. Aus Walnussöl, Apfelessig, 2 Esslöffel Wasser, Senf, Honig, Salz und Pfeffer ein pikantes Dressing rühren und über die Zutaten geben.

3 Den Tortellinisalat 15 Minuten durchziehen lassen, dann Basilikum zufügen und abschmecken.

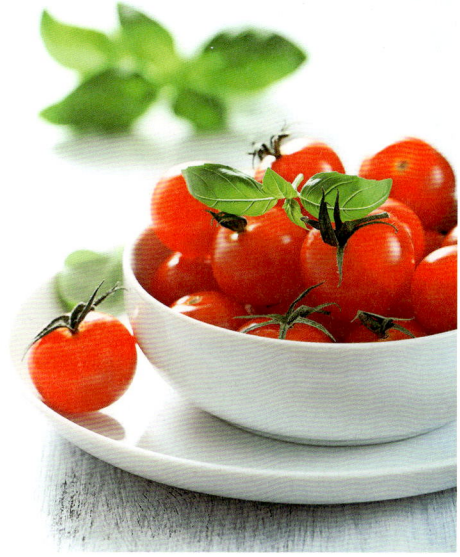

Blattsalate mit Birne und Avocado

Zubereitungszeit: 35 Minuten

Nährwerte pro Portion:

342 kcal	18 g Kohlenhydrate
1430 kJ	7 g Ballaststoffe
5 g Eiweiß	2 BE
26 g Fett	0 mg Cholesterin

Zutaten für 2 Personen

150 g Feldsalat

150 g Eichblattsalat

2 EL Balsamicoessig

1 EL Apfelessig

Salz, Pfeffer

1 Prise Zucker

1 EL Olivenöl

1 Kräuterbund (z. B. Petersilie, Schnittlauch)

1 Birne

1 reife Avocado

½ Bund Dill

Zubereitung

1 Die Salate putzen, verlesen, kalt waschen und in einer Salatschleuder trocken schleudern. Aus Balsamico-, Apfelessig, Salz, Pfeffer, Zucker und Olivenöl ein Dressing rühren. Die Kräuter waschen, kleinhacken, zum Dressing geben und das Dressing kräftig abschmecken.

2 Die Birne waschen, halbieren, Kernhaus entfernen und in dünne Spalten schneiden. Die Avocado waschen, der Länge nach halbieren, den Kern entfernen, das Fruchtfleisch schälen und in Scheiben schneiden.

3 Dill kalt abbrausen und trockenschütteln. Blattsalate, Birnen und Avocado vermengen, mit dem Dressing anmachen und abschmecken. Den Salat in Schüsseln verteilen und mit Dillzweigen garnieren.

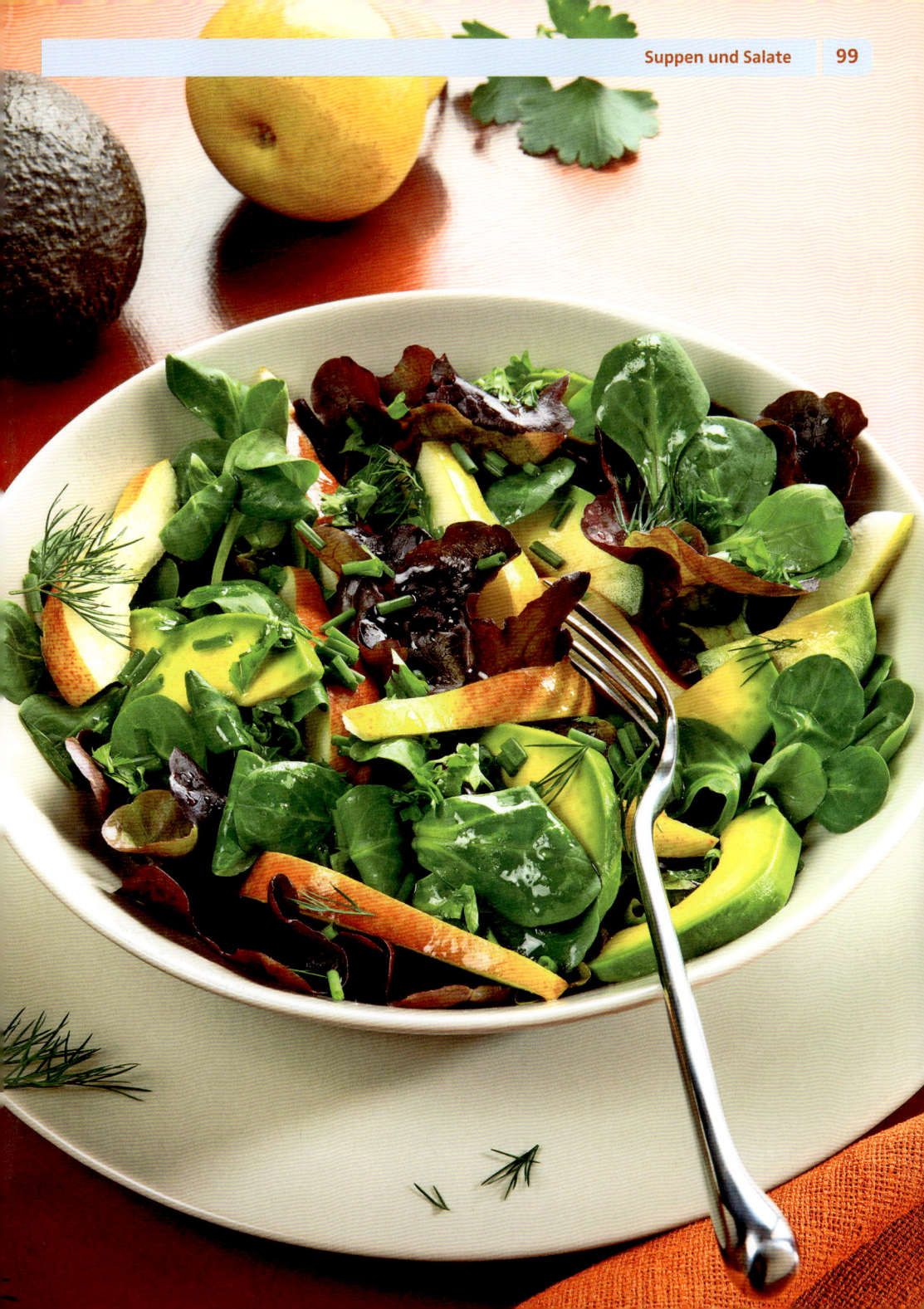

Bunter Bohnensalat mit Mozzarella

Zubereitungszeit: 50 Minuten

Nährwerte pro Portion:

307 kcal	20 g Kohlenhydrate
1283 kJ	11 g Ballaststoffe
22 g Eiweiß	2 BE
13 g Fett	22 mg Cholesterin

Zutaten für 2 Personen

300 g frische grüne Bohnen

Salz

1 gelbe Paprikaschote

1 Tomate

1 Lauchzwiebel

1 Aprikose

50 g Rucola

125 g Mozzarella (1 Kugel)

1 EL Rapsöl

1 EL Apfelessig

1 TL Bohnenkraut (frisch oder getrocknet)

Pfeffer

Zubereitung

1 Die Bohnen putzen, in etwa 3 Zentimeter lange Stücke schneiden, in Salzwasser garen, abtropfen und auskühlen lassen. Die Paprikaschote und die Tomate putzen und fein würfeln. Lauchzwiebel putzen und in feine Röllchen schneiden, Aprikosen halbieren, entkernen und in Spalten schneiden.

2 Rucola waschen, Mozzarella abtrocknen, in Würfel schneiden und alle Zutaten miteinander mischen.

3 Aus Rapsöl, Apfelessig, Bohnenkraut, Salz und Pfeffer ein pikantes Dressing rühren und über die Zutaten geben. Das Ganze etwa 20 Minuten ziehen lassen und vor dem Servieren nochmals durchmengen und abschmecken.

Bulgursalat mit Gemüse

Zubereitungszeit: 35 Minuten	
Nährwerte pro Portion:	
230 kcal	32 g Kohlenhydrate
961 kJ	11 g Ballaststoffe
9 g Eiweiß	3 BE
6 g Fett	0 mg Cholesterin

Zutaten für 2 Personen

80 g Bulgur

400 ml Basen- oder Gemüsebrühe (Seite 93)

1 Fenchelknolle

1 Karotte

1 Pastinake

100 g Champignons

1 EL Rapsöl

1 EL Apfelessig

Salz, Pfeffer

Zubereitung

1 Den Bulgur in einer beschichteten Pfanne ohne Fettzugabe kurz anrösten, mit der Basen- oder Gemüsebrühe aufgießen und 15 Minuten ausquellen lassen.

2 Inzwischen den Fenchel putzen, waschen und in feine Streifen schneiden. Die Karotte und die Pastinake schälen, in feine Streifen schneiden und den Gemüsemix in Salzwasser bissfest garen. Die Champignons in Scheiben schneiden.

3 Aus Rapsöl, 6 EL Wasser, Apfelessig, Salz und Pfeffer ein pikantes Dressing herstellen. Bulgur, Gemüse und Champignons vermengen und mit dem Dressing anmachen.

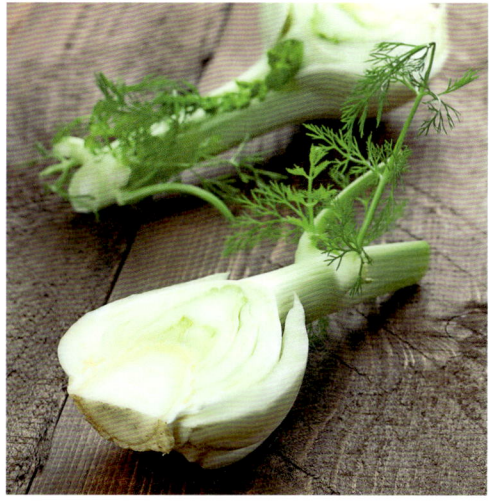

VEGETARISCHE HAUPTGERICHTE

Karotten-Zucchini-Puffer mit Quarkdip

Zubereitungszeit: 35 Minuten

Nährwerte pro Portion:

345 kcal	43 g Kohlenhydrate
1442 kJ	7 g Ballaststoffe
25 g Eiweiß	4 BE
6 g Fett	1 mg Cholesterin

Zutaten für 2 Personen

100 g Lauch

2 Karotten

2 Zucchini

2 Eier

80 g Mehl

1 EL gehackte Petersilie

Salz, Pfeffer

1 EL Rapsöl

250 g Magerquark, 0,4 % Fett

4 EL Mineralwasser

Paprikapulver

1 EL gehackte Kräuter (z. B. Petersilie, Dill, Liebstöckel)

Zubereitung

1 Den Lauch waschen und in feine Ringe schneiden. Karotten und Zucchini putzen, fein raspeln und mit Eiern und Mehl in einer Schüssel vermischen. Das Ganze mit fein gehackter Petersilie, Salz und Pfeffer kräftig würzen und gut durchmischen.

2 Aus der Masse Puffer formen und in einer Pfanne mit Rapsöl von beiden Seiten ausbacken. Den Quark mit Mineralwasser aufschlagen und mit Salz, Pfeffer, Paprikapulver und den Kräutern würzig abschmecken. Die Gemüsepuffer mit dem Kräuter-Quarkdip anrichten.

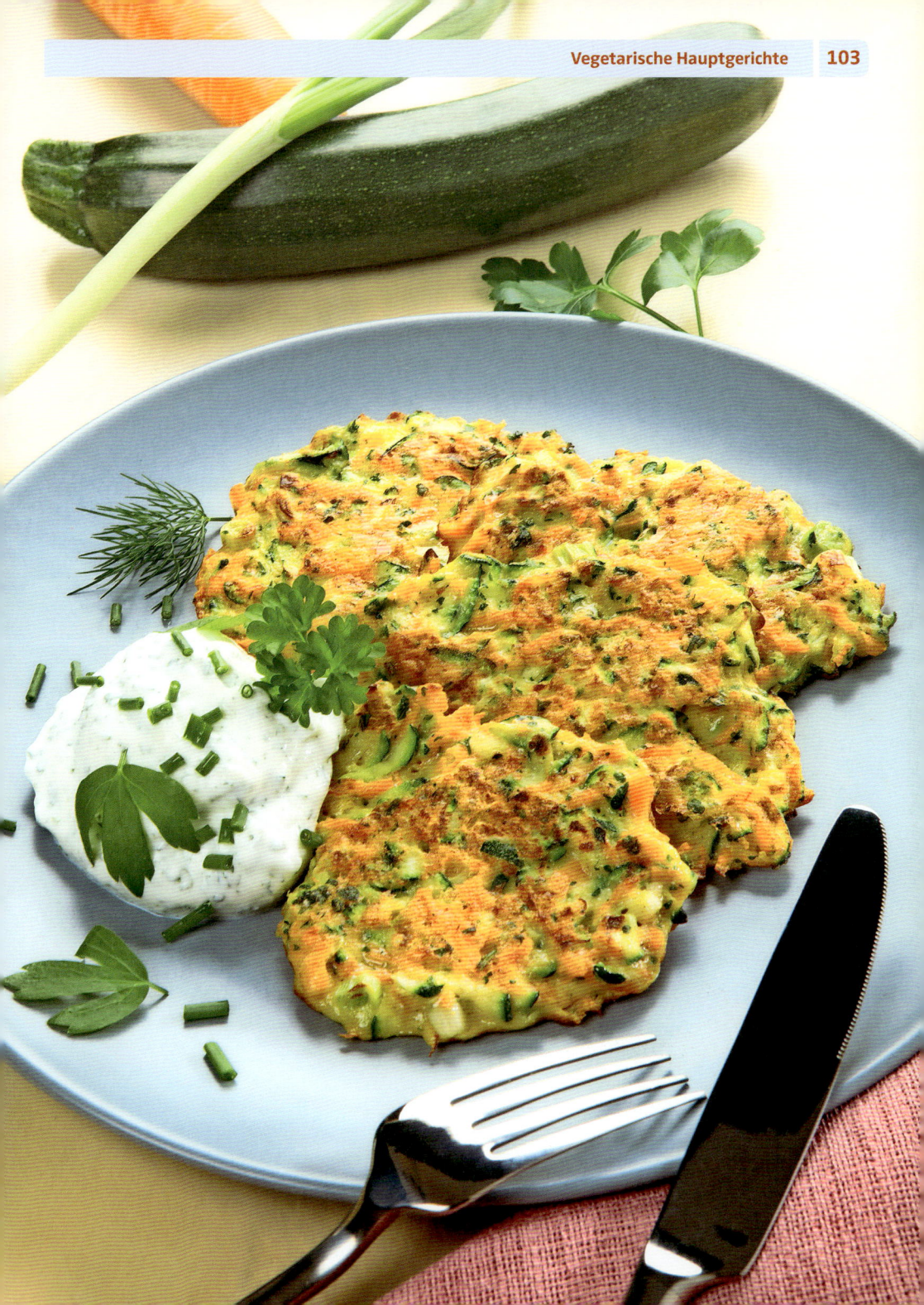

Tomaten-Brokkoli-Auflauf mit Kartoffeln

Zubereitungszeit: 45 Minuten	
Nährwerte pro Portion:	
501 kcal	36 g Kohlenhydrate
2094 kJ	11 g Ballaststoffe
35 g Eiweiß	3 BE
20 g Fett	244 mg Cholesterin

Zutaten für 2 Personen

300 g Kartoffeln

500 g Brokkoli in Röschen

Salz

150 g Kirschtomaten

1 EL Rapsöl

150 ml Milch, 1,5 % Fett

2 Eier

Pfeffer

Paprikapulver

80 g geriebener Käse

Zubereitung

1 Die Kartoffeln schälen, waschen, in Scheiben schneiden und mit den Brokkoliröschen in Salzwasser 10 Minuten vorkochen. Die Kirschtomaten halbieren.

2 Eine Auflaufform mit Rapsöl auspinseln. Brokkoli, Kartoffeln und die Kirschtomaten darin verteilen. Die Milch mit den Eiern verquirlen, mit Salz, Pfeffer und Paprikapulver würzen und darüber verteilen. Den Käse darüber streuen und im vorgeheizten Backofen bei 200 °C in etwa 20 Minuten backen.

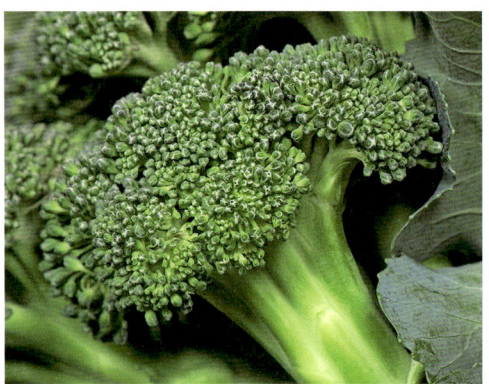

Blumenkohl-Curry mit Kartoffeln

Zubereitungszeit: 50 Minuten

Nährwerte pro Portion:

269 kcal	33 g Kohlenhydrate
1124 kJ	12 g Ballaststoffe
12 g Eiweiß	3 BE
8 g Fett	0 mg Cholesterin

Zutaten für 2 Personen

1 Fenchelknolle

200 g Kartoffeln

1 EL Rapsöl

400 g Blumenkohlröschen

800 ml Basen- oder Gemüsebrühe (Seite 93)

Salz, Pfeffer

1 TL Kurkuma

1 EL Currypulver

1 TL Saucenbinder hell

1 EL Zitronensaft

Zubereitung

1 Den Fenchel putzen, waschen und in kleine Würfel schneiden. Die Kartoffeln schälen und in 1 Zentimeter große Würfel schneiden. Das Öl in einem Topf erhitzen Fenchel, Kartoffeln und den Blumenkohl dazugeben und anschwitzen.

2 Mit der Basen- oder Gemüsebrühe aufgießen. Mit Salz, Pfeffer, Kurkuma und Currypulver würzen und das Ganze 20 Minuten bei mittlerer Hitze garen. Den Saucenbinder einrühren, mit Zitronensaft, Salz und Pfeffer würzig abschmecken.

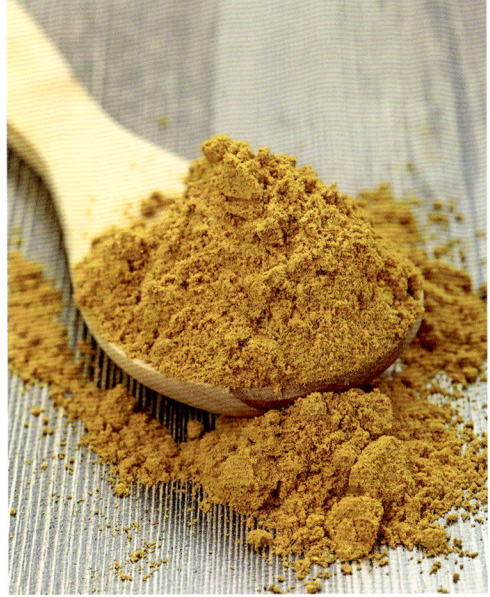

Kohlrabi mit Pilz-Hirse-Füllung

Zubereitungszeit: 50 Minuten

Nährwerte pro Portion:

447 kcal	56 g Kohlenhydrate
1868 kJ	15 g Ballaststoffe
16 g Eiweiß	5 BE
15 g Fett	41 mg Cholesterin

Zutaten für 2 Personen

2 Karotten

100 g Champignons

120 g Hirse

2 EL Zwiebelwürfel

400 ml Basen- oder Gemüsebrühe (Seite 93)

4 kleine Kohlrabi

200 g Sauerrahm

1 EL gehackte Petersilie

Salz, Pfeffer

2 EL geriebener Käse

Muskatnuss, frisch gerieben

1 EL gehackte Kräuter

Zubereitung

1 Die Karotten schälen und raspeln, Champignons in Scheiben schneiden. Die Hirse mit Zwiebeln, Karotten und Pilzen in einer beschichteten Pfanne anbraten. Die Basen- oder Gemüsebrühe dazu gießen und die Hirse ausquellen lassen.

2 Die Kohlrabi schälen, einen Deckel abschneiden und die Kohlrabi aushöhlen. Das Innere klein schneiden und mit 2 Esslöffeln Sauerrahm und der Petersilie zur Hirse geben. Die Masse mit Salz und Pfeffer kräftig würzen und in die ausgehöhlten Kohlrabi füllen.

3 Die Kohlrabi in eine mit 1 Esslöffel Rapsöl gefettete Auflaufform setzen, mit dem geriebenen Käse bestreuen und im vorgeheizten Backofen bei 200 °C etwa 30 Minuten backen. Den übrigen Sauerrahm mit Salz, Pfeffer, Muskat und Kräutern verrühren, abschmecken und als Dip dazu reichen.

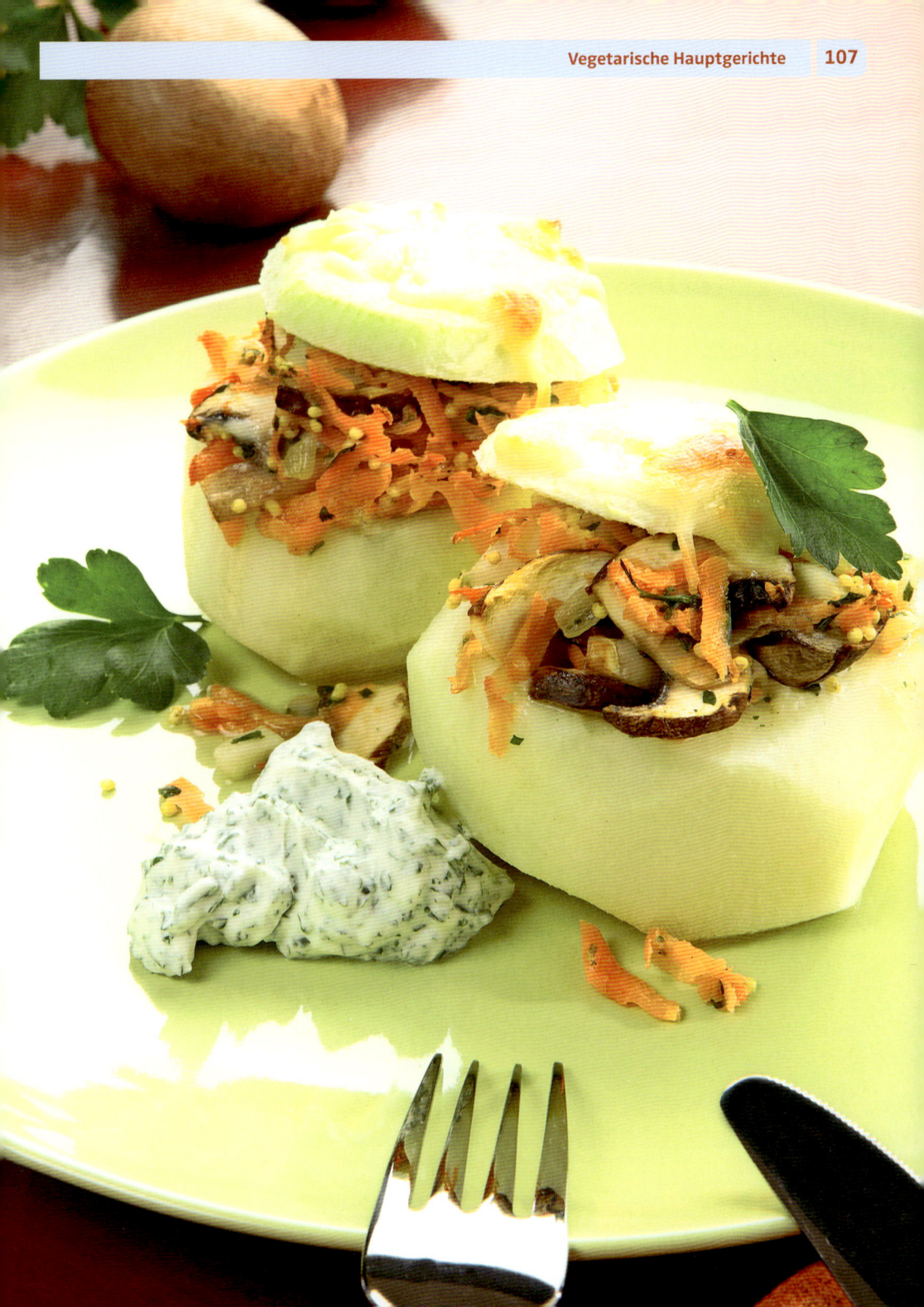

Kartoffelplätzchen mit Gemüsesauerrahm

Zubereitungszeit: 50 Minuten

Nährwerte pro Portion:

619 kcal	67 g Kohlenhydrate
2587 kJ	10 g Ballaststoffe
24 g Eiweiß	6 BE
24 g Fett	265 mg Cholesterin

Zutaten für 2 Personen

500 g gekochte Kartoffeln

4 EL Mehl

2 Eier

Salz, Muskat, Kümmel

1 EL Rapsöl

2 Karotten

4 Radieschen

2 EL gehackte Kräuter

200 g Sauerrahm

Pfeffer

Zubereitung

1 Die gekochten Kartoffeln durch eine Kartoffelpresse in eine Schüssel drücken. Das Mehl und die Eier dazugeben und das Ganze zu einem Teig vermengen. Mit Salz, Muskat und Kümmel würzen.

2 Plätzchen daraus formen und in heißem Rapsöl von beiden Seiten knusprig braten. Die Karotten schälen und mit den Radieschen grob reiben. Anschließend mit den Kräutern unter den Sauerrahm mischen. Mit Salz und Pfeffer würzen und mit den Kartoffelplätzchen anrichten.

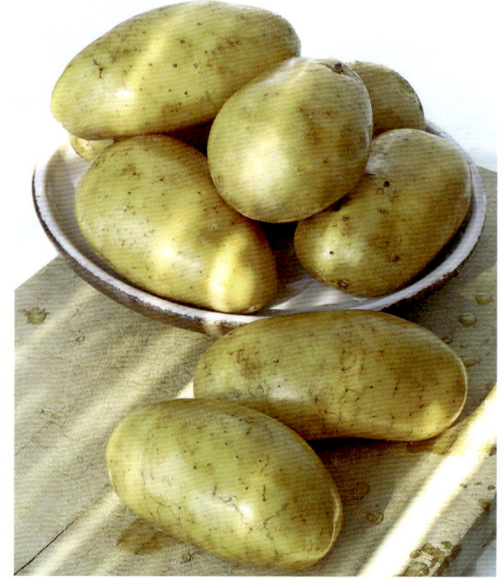

Quark-Gemüse-Frikadellen

Zubereitungszeit: 45 Minuten	
Nährwerte pro Portion:	
404 kcal	41 g Kohlenhydrate
1689 kJ	7 g Ballaststoffe
28 g Eiweiß	3 BE
11 g Fett	118 mg Cholesterin

Zutaten für 2 Personen

80 g Semmelbrösel

200 g Magerquark, 0,4 % Fett

1 Fenchelknolle

1 Karotte

150 g Zucchini

1 Bund Dill

1 TL Butter

Salz, Pfeffer

1 Ei

1 EL Rapsöl

Zubereitung

1 Die Semmelbrösel mit dem Quark in einer Schüssel verrühren und quellen lassen.

2 In der Zwischenzeit den Fenchel putzen, waschen und in feine Würfel schneiden. Die Karotte schälen, die Zucchini waschen, putzen und beides grob raspeln. Den Dill waschen, trocken schütteln und fein schneiden.

3 Die Butter in einer Pfanne erhitzen. Die Fenchelwürfel, die Karotten- und Zucchiniraspeln darin rundherum anbraten.

4 Die Pfanne vom Herd nehmen und abkühlen lassen. Anschließend zu der Quarkmischung geben und mit Salz, Pfeffer und fein geschnittenem Dill würzen.

5 Das Ei verquirlen und unter die Masse heben. Kleine Küchlein formen und in einer beschichteten Pfanne mit wenig Rapsöl von beiden Seiten etwa 8 Minuten braten. Die Küchlein herausnehmen und anrichten.

Dinkelpfannkuchen mit Gemüsefüllung

Zubereitungszeit: 50 Minuten	
Nährwerte pro Portion:	
385 kcal	39 g Kohlenhydrate
1609 kJ	10 g Ballaststoffe
18 g Eiweiß	3 BE
15 g Fett	128 mg Cholesterin

Zutaten für 2 Personen

1 Ei

125 ml Buttermilch

10 g flüssige Butter

80 g Dinkelmehl

Salz, Pfeffer

frisch geriebene Muskatnuss

1 Kräuterbund (z. B. Petersilie, Kerbel, Schnittlauch)

1 EL Rapsöl

1 gelbe Paprikaschote

200 g Lauch

1 Fenchelknolle

Zubereitung

1 Das Ei mit der Buttermilch und der flüssigen Butter verrühren. Dinkelmehl zugeben und zu einem glatten Teig verrühren. Mit Salz, Pfeffer und frisch geriebener Muskatnuss würzen. Die Kräuter abbrausen, trocken schütteln, klein hacken und zufügen.

2 Aus dem Teig in einer beschichteten Pfanne mit wenig Rapsöl nacheinander vier dünne Pfannkuchen backen und warm stellen.

3 Parallel dazu die Paprikaschote, Lauch und Fenchel putzen, waschen und in dünne Streifen schneiden.

4 Eine Pfanne mit wenig Rapsöl erhitzen, Gemüse zugeben und darin kräftig braten. Das Gemüse salzen und pfeffern. Die Pfannkuchen flach auslegen, mit dem Gemüse füllen, einrollen und anrichten.

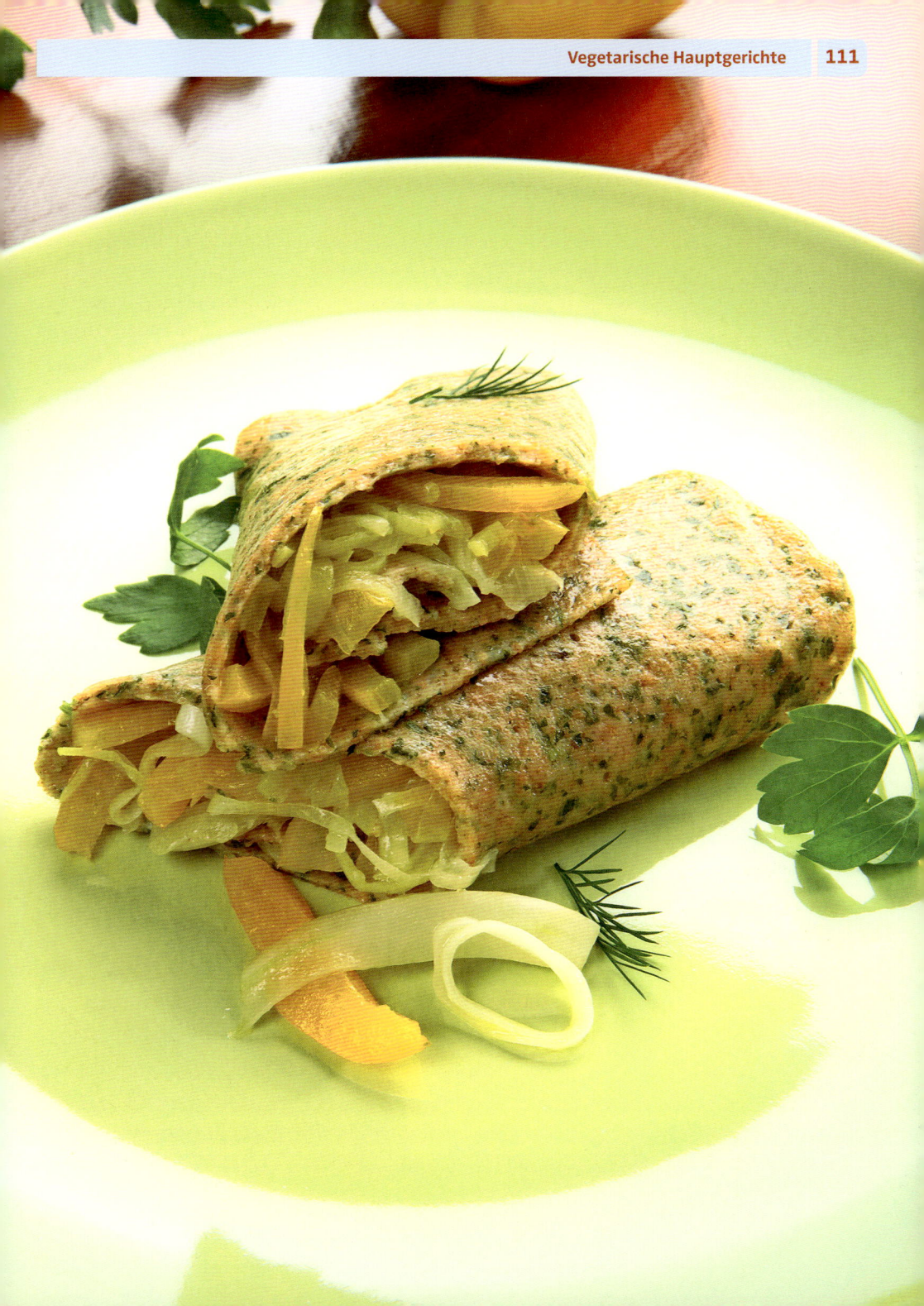

Vollkornspaghetti in Gemüsesauce

Zubereitungszeit: 50 Minuten

Nährwerte pro Portion:

725 kcal	105 g Kohlenhydrate
3030 kJ	25 g Ballaststoffe
29 g Eiweiß	9 BE
17 g Fett	33 mg Cholesterin

Zutaten für 2 Personen

300 g Gemüse (z. B. Karotten, Kohlrabi, Lauch)

120 g kleine Champignons

400 ml Basen- oder Gemüsebrühe (Seite 93)

½ TL gemahlener Kümmel

1 Kräuterbund (z. B. Majoran, Dill, Petersilie)

1 TL Butter

2 TL Dinkelmehl

50 ml kalte Sahne

Salz, Pfeffer

frisch geriebene Muskatnuss

250 g Vollkornspaghetti

Zubereitung

1 Gemüse je nach Art waschen, putzen, schälen und in feine Würfel schneiden. Die Champignons in dünne Scheiben schneiden. Das Gemüse und die Champignons in der Brühe mit etwas Kümmel bissfest garen, in ein Sieb abschütten, dabei den Sud auffangen.

2 Die Kräuter abbrausen, trocken schütteln und fein hacken. Einen Teelöffel Butter in einem Topf schmelzen. Das Dinkelmehl dazugeben und unter ständigem Rühren die kalte Sahne und 20 ml von der aufgefangenen Brühe dazugeben.

3 Die Sauce aufkochen lassen und die Gemüse-Pilz-Mischung sowie die Kräuter zufügen. Die Sauce mit Salz, Pfeffer und wenig frisch geriebener Muskatnuss abschmecken.

4 Inzwischen die Vollkornspaghetti nach Packungsanleitung in kochendem Salzwasser garen. Die Spaghetti in ein Sieb abschütten, abtropfen lassen und in die Gemüsesauce geben. Zum Schluss abschmecken und anrichten.

Kartoffel-Gnocchi mit Gemüsesauce

Zubereitungszeit: 70 Minuten

Nährwerte pro Portion:

405 kcal	59 g Kohlenhydrate
1639 kJ	9 g Ballaststoffe
16 g Eiweiß	5 BE
9 g Fett	123 mg Cholesterin

Zutaten für 2 Personen

300 g mehlig kochende Kartoffeln

Salz

1 EL Butter

80 g Dinkelmehl

1 Ei

Pfeffer, Muskat

2 Karotten

1 Zucchini

2 Stängel Salbei

1 TL Butter

Zubereitung

1 Die Kartoffeln gründlich waschen, nicht schälen und in Salzwasser garen. Abschütten, auf ein Backblech legen und im vorgeheizten Backrohr bei 160 °C etwa 10 Minuten ausdampfen lassen. Dann pellen und durch eine Kartoffelpresse in eine Schüssel drücken.

2 Für den Brandteig 80 ml Wasser mit der Butter aufkochen. Das Mehl auf einmal zufügen und so lange rühren, bis sich der Teig vom Topfboden löst. Den Topf vom Herd nehmen, den Teig kurz abkühlen lassen und dann das Ei unterrühren. Den Teig zu den Kartoffeln geben und untermengen.

3 Die Kartoffelmasse mit Salz, Pfeffer und Muskat würzen. Auf einer bemehlten Arbeitsfläche lange, 2 Zentimeter dicke Rollen formen. Diese in Scheiben schneiden und zu ovalen Fladen formen. Eine Gabel mit den Zinken sanft auf jeden Fladen drücken, sodass das typische Gnocchi-Muster entsteht.

4 Die Gnocchi in kochendes Salzwasser geben und bei mittlerer Hitze etwa 10 Minuten gar ziehen lassen.

5 Inzwischen Karotten schälen, Zucchini putzen und beides mit einem Sparschäler in lange Scheiben schneiden. Das Gemüse zu den Gnocchi geben und einige Minuten mitkochen, bis das Gemüse gar ist.

6 Die Gnocchi und das Gemüse abschütten.

7 Salbei verlesen, waschen und die Blättchen abzupfen und klein schneiden. Wenig Butter in einer beschichteten Pfanne erhitzen und die Salbeiblättchen darin andünsten. Die Gnocchi und das Gemüse zufügen, durchschwenken und abschmecken.

Gemüse-Eintopf mit Kräuterklößchen

Zubereitungszeit: 50 Minuten

Nährwerte pro Portion:

680 kcal	86 g Kohlenhydrate
2842 kJ	20 g Ballaststoffe
35 g Eiweiß	7 BE
18 g Fett	128 mg Cholesterin

Zutaten für 2 Personen

125 ml Milch, 1,5 % Fett

1 EL Butter

Salz, Pfeffer

frisch geriebene Muskatnuss

1 Kräuterbund (z. B. Petersilie, Dill, Schnittlauch)

60 g Gerstengrieß

1 Ei

600 g Gemüse (z. B. Karotten, Zucchini, Kohlrabi, Petersilienwurzeln, Bohnen)

2 Kartoffeln

1 TL Rapsöl

¼ TL Kümmel

½ TL Majoran

Zubereitung

1 Für die Klößchen die Milch mit der Butter in einem Topf aufkochen. Mit Salz, wenig Pfeffer und Muskat würzen. Die Kräuter waschen, klein hacken und mit dem Grieß unter ständigem Rühren rasch dazugeben und so lange bei mittlerer Hitze weiter rühren, bis sich die Masse vom Topfboden löst.

2 Die Masse in eine Schüssel umfüllen und abkühlen lassen und dann das Ei untermengen. Kleine Klößchen formen und in leicht kochendem Salzwasser etwa 8 Minuten garen.

3 Inzwischen das Gemüse je nach Art waschen, putzen, schälen und in mundgerechte Stücke schneiden. Die Kartoffeln schälen und klein schneiden. In einem Topf das Rapsöl erhitzen und das Gemüse und die Kartoffeln darin unter Rühren leicht anbraten.

4 Mit Wasser aufgießen, sodass das Gemüse bedeckt ist. Mit Salz, Pfeffer, Kümmel und Majoran würzen und bissfest garen. Den Gemüse-Eintopf anrichten und die Kräuterklößchen hineingeben.

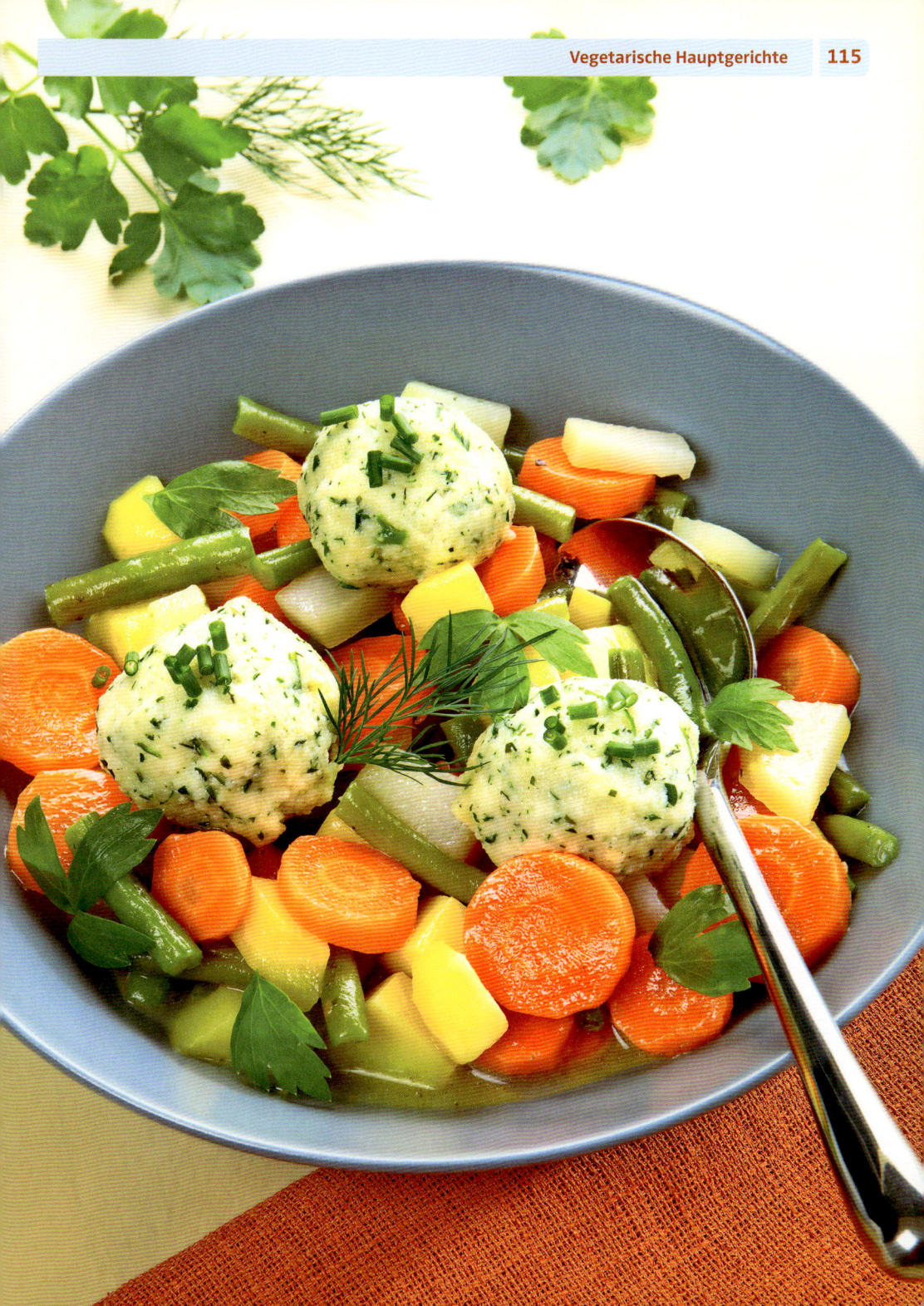

Auberginen-Fenchel-Gemüse mit Tofu

Zubereitungszeit: 45 Minuten	
Nährwerte pro Portion:	
227 kcal	12 g Kohlenhydrate
949 kJ	9 g Ballaststoffe
15 g Eiweiß	1 BE
13 g Fett	0 mg Cholesterin

Zutaten für 2 Personen

2 Fenchelknollen

1 Aubergine

1 gelbe Paprikaschote

20 g geräucherter Tofu

1 EL Sesamöl

300 ml Basen- oder Gemüsebrühe (Seite 93)

1 EL Sesamsaat

Salz und weißer Pfeffer

Zubereitung

1 Den Fenchel waschen, putzen und in dünne Streifen schneiden. Die Aubergine schälen und in kleine Würfel schneiden. Die Paprikaschote putzen, entkernen, waschen und das Fruchtfleisch ebenfalls in kleine Würfel schneiden.

2 Den Tofu trocken tupfen, zuerst in Scheiben, dann in Streifen schneiden. Das Sesamöl in einer Pfanne erhitzen. Fenchelstreifen, Auberginen- und Paprikawürfel dazugeben und anbraten.

3 Tofu zufügen, mitanbraten, mit der Basen- oder Gemüsebrühe aufgießen und unter Rühren das Gericht bei mittlerer Hitzezufuhr schmoren. Sesam dazugeben und das Ganze fertig schmoren. Zum Schluss mit Salz und Pfeffer würzig abschmecken und anrichten.

AUS SEE, BACH UND MEER

Gemüsespaghetti mit Zander

Zubereitungszeit: 50 Minuten	
Nährwerte pro Portion:	
506 kcal	74 g Kohlenhydrate
2110 kJ	10 g Ballaststoffe
32 g Eiweiß	6 BE
6 g Fett	62 mg Cholesterin

Zutaten für 2 Personen

2 Karotten

200 g weißer Spargel

80 g Erbsen (frisch oder TK)

80 g Champignons

150 g Brokkoli

1 Schalotte

300 g Zanderfilet

Salz, Pfeffer

1 TL Rapsöl

½ TL Mehl

400 ml Basen- oder Gemüsebrühe (Seite 93)

160 g Vollkornspaghetti

Zubereitung

1 Die Karotten schälen, halbieren und in dünne Scheiben schneiden. Den Spargel schälen, die unteren Enden abschneiden und den Rest ebenfalls in dünne Scheiben schneiden. Frische Erbsen waschen. Champignons mit Küchenkrepp abreiben und vierteln. Brokkoli putzen, waschen und in Röschen teilen. Die Schalotte abziehen und in kleine Würfel schneiden.

2 Das Zanderfilet kalt abbrausen, trocken tupfen, in Würfel schneiden und mit Salz und Pfeffer würzen.

3 Rapsöl in einer Pfanne erhitzen und das Gemüse darin anschwitzen. Mit Mehl leicht bestäuben und mit Brühe aufgießen. Das Zanderfilet dazugeben und mit dem Gemüse in etwa 10 Minuten fertig garen. Zum Schluss mit Salz und Pfeffer abschmecken.

4 Inzwischen die Vollkornspaghetti in kochendem Salzwasser nach Packungsanweisung kochen. In ein Sieb abschütten, abtropfen lassen und zum Gericht geben. Mit Salz und Pfeffer abschmecken und anrichten.

Fischspieße aus dem Kräuterdampf

Zubereitungszeit: 50 Minuten	
Nährwerte pro Portion:	
354 kcal	22 g Kohlenhydrate
1480 kJ	7 g Ballaststoffe
40 g Eiweiß	2 BE
9 g Fett	203 mg Cholesterin

Zutaten für 2 Personen

120 g Naturreis

Salz

200 g Shrimps (küchenfertig)

200 g Kabeljaufilet

4 Spieße

1 Kräuterbund (z. B. Salbei, Petersilie, Dill, Kerbel)

Pfeffer

2 Fenchelknollen

1 TL Rapsöl

500 ml Basen- oder Gemüsebrühe (Seite 93)

Zubereitung

1   Den Reis nach Packungsanweisung in Salzwasser kochen.

2   Shrimps und Fisch kalt abbrausen und trocken tupfen. Das Fischfilet in Würfel schneiden und abwechselnd mit den Shrimps auf die Spieße stecken. Die Kräuter waschen und klein schneiden. In einer Pfanne 300 ml Wasser erhitzen, die Kräuter und 1 TL Salz dazugeben und bei schwacher Hitze köcheln lassen.

3   Die Spieße leicht salzen, pfeffern und über die Pfanne hängen (Spieße liegen auf dem Pfannenrand). Den Deckel daraufsetzen und die Spieße darin etwa 20 Minuten dämpfen. Dabei ab und zu drehen.

4   Inzwischen den Fenchel putzen und in dünne Streifen schneiden. In einer Pfanne wenig Rapsöl erhitzen und den Fenchel darin anschwitzen.

5   Die Basen- oder Gemüsebrühe zugießen und den Fenchel weichdünsten. Den Reis zufügen und mit Salz und Pfeffer abschmecken. Den Fenchelreis anrichten und die Spieße dazu reichen.

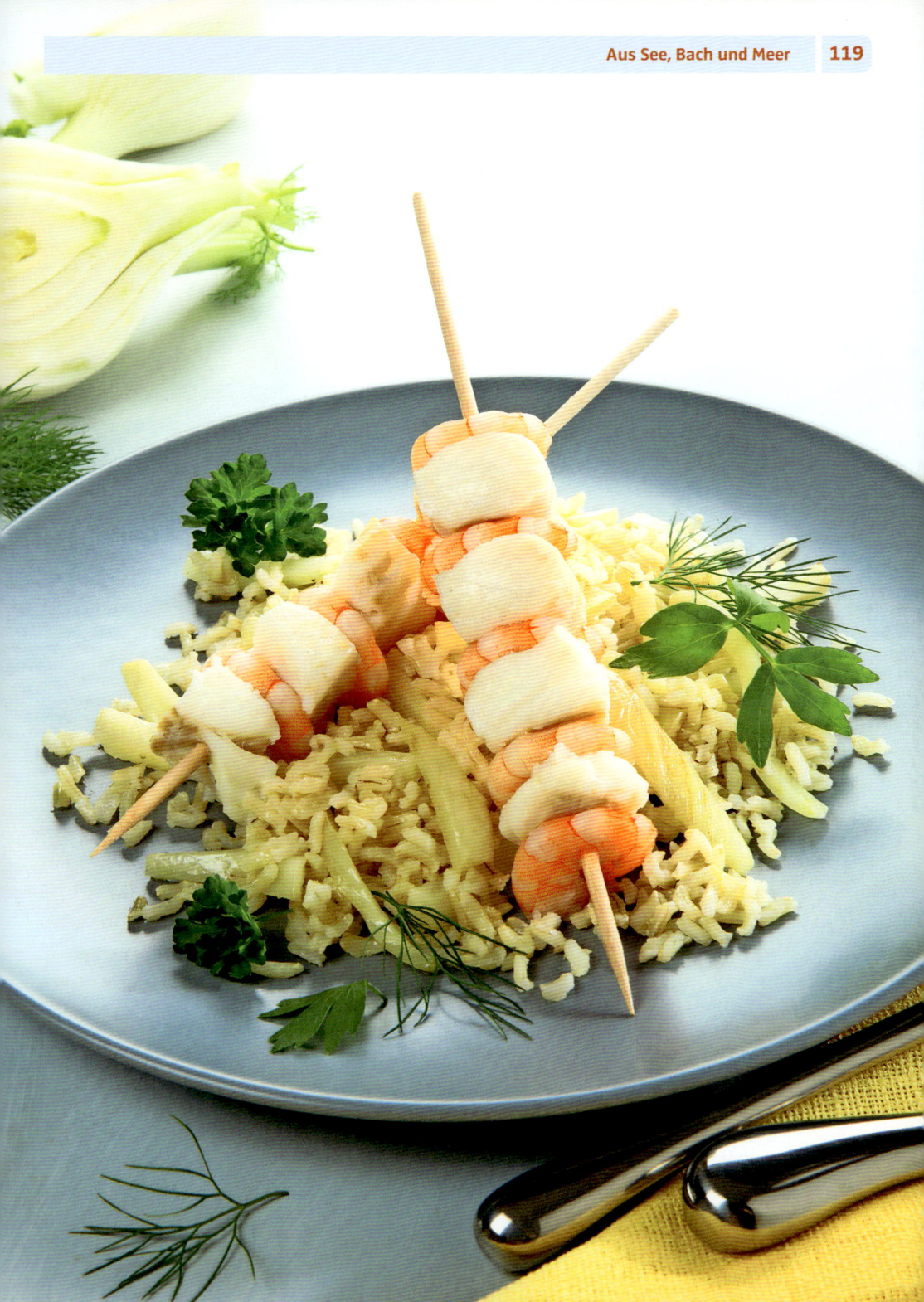

Forellenfilets mit Gemüsestreifen

Zubereitungszeit: 50 Minuten

Nährwerte pro Portion:

471 kcal	29 g Kohlenhydrate
1969 kJ	16 g Ballaststoffe
57 g Eiweiß	2 BE
11 g Fett	117 mg Cholesterin

Zutaten für 2 Personen

400 g Gemüse (Karotten, Sellerie, Lauch, Zucchini)

350 ml Basen- oder Gemüsebrühe (Seite 93)

1 Bund Petersilie

1 Zweig Salbei

1 Bio-Limette

2 Forellenfilets (à 180 g)

Salz, Pfeffer

1 EL Rapsöl

Zubereitung

1 Karotten und Sellerie putzen, waschen und schälen. Lauch und Zucchini waschen. Das Gemüse zunächst in dünne Scheiben, dann in Streifen schneiden. Die Basen- oder Gemüsebrühe erhitzen und die Gemüsestreifen darin bissfest garen.

2 Die Petersilie und den Salbei waschen, die Blättchen abzupfen und klein schneiden. Aus der Limette den Saft auspressen.

3 Die Forellenfilets kalt abbrausen und mit Küchenkrepp trocken tupfen. Die Filets mit Salz und Pfeffer würzen.

4 Rapsöl in einer beschichteten Pfanne erhitzen und die Forellenfilets darin von beiden Seiten bei schwacher Hitze sanft braten. Herausnehmen und auf Tellern anrichten.

5 Zum Schluss die Gemüsestreifen abschütten und mit den Salbeiblättchen und den Limettensaft in die Bratpfanne geben und gut vermischen. Mit Salz und Pfeffer abschmecken und über die Forellenfilets gießen.

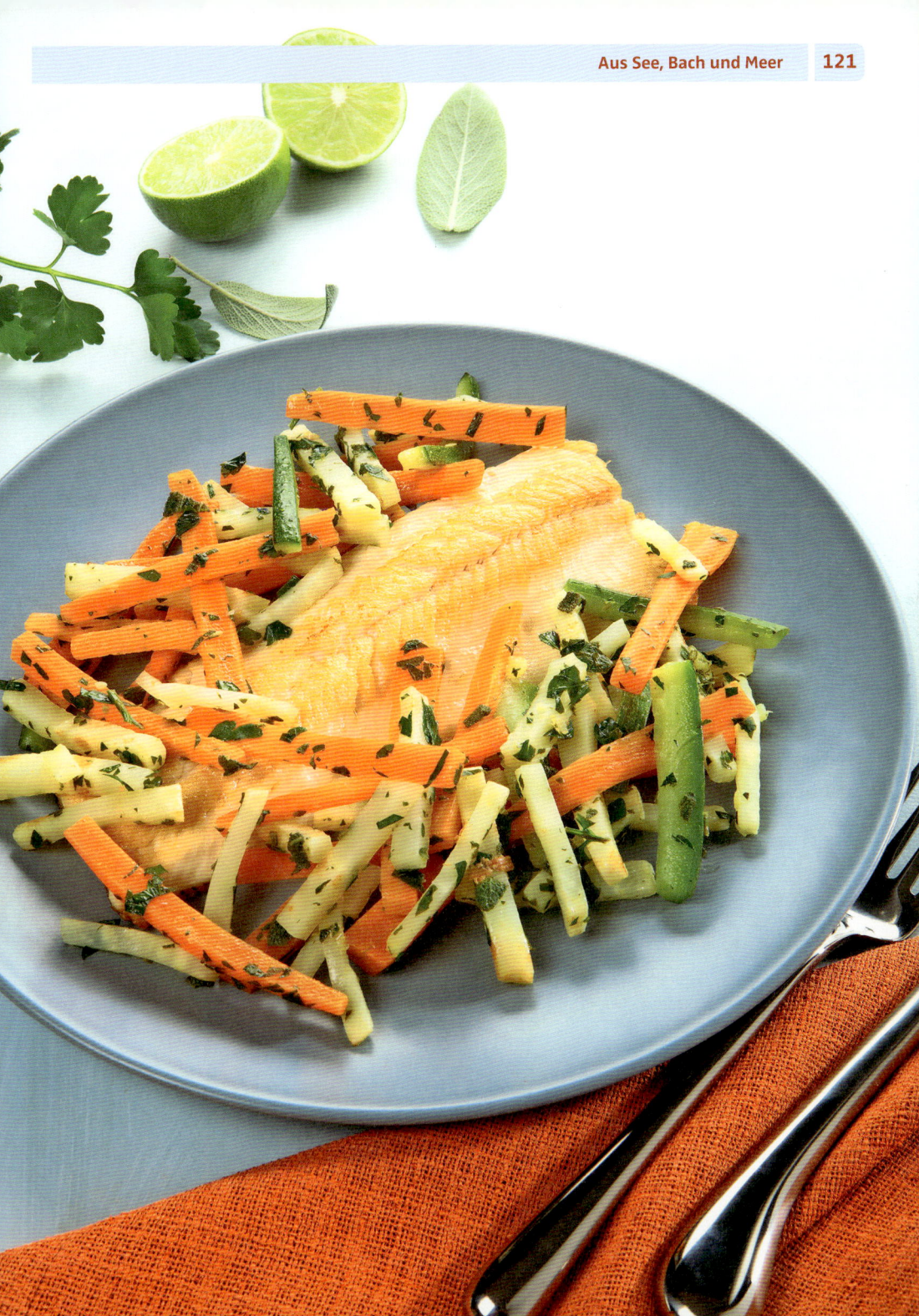

Gemüsereis mit Lachswürfeln

Zubereitungszeit: 50 Minuten

Nährwerte pro Portion:

637 kcal	53 g Kohlenhydrate
2663 kJ	7 g Ballaststoffe
45 g Eiweiß	4 BE
22 g Fett	63 mg Cholesterin

Zutaten für 2 Personen

200 g Chinakohl

1 gelbe Paprikaschote

1 Zwiebel

1 TL Rapsöl

120 g Wildreis-Mischung

Salz

500 ml Basen- oder Gemüsebrühe (Seite 93)

200 g Brokkoli

1 EL Rapsöl

360 g Lachsfilet

Pfeffer

Zubereitung

1 Den Chinakohl waschen und in Streifen schneiden. Paprikaschote putzen, entkernen, waschen und in kleine Würfel schneiden. Die Zwiebel abziehen und fein würfeln. In einem Topf wenig Rapsöl erhitzen und die Zwiebelwürfel darin glasig dünsten. Chinakohl, Paprika und die Reismischung zufügen, durchrühren und mit 500 ml der Basen- oder Gemüsebrühe auffüllen.

2 Salzen und etwa 20 Minuten köcheln lassen, bis die Flüssigkeit eingekocht ist. Dabei ab und zu umrühren und bei Bedarf etwas Wasser nachgießen.

3 Brokkoli waschen und in kleine Röschen teilen, den Strunk schälen und klein schneiden. Die übrige Basen- oder Gemüsebrühe erhitzen und den Brokkoli darin bissfest garen.

4 Inzwischen das Rapsöl in einer Pfanne erhitzen. Das Lachsfilet kalt abbrausen, trocken tupfen, in mundgerechte Stücke schneiden und in das heiße Rapsöl geben. Mit Salz und Pfeffer würzen und bei mittlerer Hitzezufuhr von beiden Seiten braten.

5 Zum Schluss den Brokkoli zum Reis geben, mit Salz und Pfeffer abschmecken und mit dem Lachswürfeln anrichten.

HELLES UND DUNKLES FLEISCH

Bohnen-Karotten-Eintopf mit Rindfleisch

Zubereitungszeit: 30 Minuten
Kochzeit: 60 Minuten

Nährwerte pro Portion:

618 kcal	51 g Kohlenhydrate
2583 kJ	11 g Ballaststoffe
42 g Eiweiß	4 BE
22 g Fett	75 mg Cholesterin

Zutaten für 2 Personen

250 g Rindfleisch (Hüfte)

300 g breite Bohnen

1 Zwiebel

300 g Kartoffeln

2 Karotten

1 EL Rapsöl

1 l Basen- oder Gemüsebrühe (Seite 93)

Salz, Pfeffer

1 Zweig Bohnenkraut

Zubereitung

1 Das Rindfleisch kalt abbrausen, trocken tupfen und in mundgerechte Würfel (2 cm) schneiden. Die Bohnen waschen, putzen und in zwei Zentimeter lange Stücke schneiden. Die Zwiebel abziehen und in kleine Würfel schneiden. Die Kartoffeln und die Karotten schälen und in Scheiben schneiden.

2 Alles zusammen mit dem Fleisch in Öl anbraten und mit Basen- oder Gemüsebrühe aufgießen. Mit Salz, Pfeffer und Bohnenkraut würzen und 60 Minuten bei mittlerer Hitze köcheln lassen.

Kalbsröllchen mit Spinat und Mozzarella

Zubereitungszeit: 40 Minuten
Garzeit: 50 Minuten

Nährwerte pro Portion:

777 kcal	57 g Kohlenhydrate
3248 kJ	6 g Ballaststoffe
58 g Eiweiß	5 BE
30 g Fett	220 mg Cholesterin

Zutaten für 2 Personen

120 g Blattspinat

Salz

4 kleine Kalbsschnitzel à 80 g

weißer Pfeffer

1 Kugel Mozzarella (125 g)

1 TL Rapsöl

1 Karotte

80 g kleine Champignons

250 ml Basen- oder Gemüsebrühe (Seite 93)

160 g Dinkelnudeln

Zubereitung

1 Den Blattspinat verlesen, gründlich waschen und in Salzwasser kurz blanchieren. Kalt abschrecken und auf einem Küchentuch abtrocknen. Die Kalbsschnitzel leicht klopfen und mit Salz und Pfeffer würzen.

2 Die Schnitzel flach auslegen und mit dem Spinat und je ¼ Mozzarella füllen. Zusammenrollen und mit einem Holzspießchen fixieren. Rapsöl in einem Topf erhitzen und die Röllchen darin rundherum leicht anbraten.

3 Inzwischen die Karotte schälen und in kleine Würfel schneiden. Die Champignons putzen und halbieren. Karottenwürfel und Pilze zu den Röllchen geben und mit der Basen- oder Gemüsebrühe aufgießen. Das Ganze durchrühren, aufkochen lassen und bei mittlerer Hitze 50 Minuten garen.

4 Den Bratensaft mit Salz und Pfeffer abschmecken.

5 Die Dinkelnudeln nach Packungsanweisung in Salzwasser bissfest garen, herausnehmen und auf Tellern anrichten. Je zwei Röllchen dazusetzen und mit der Pilzsauce umgießen.

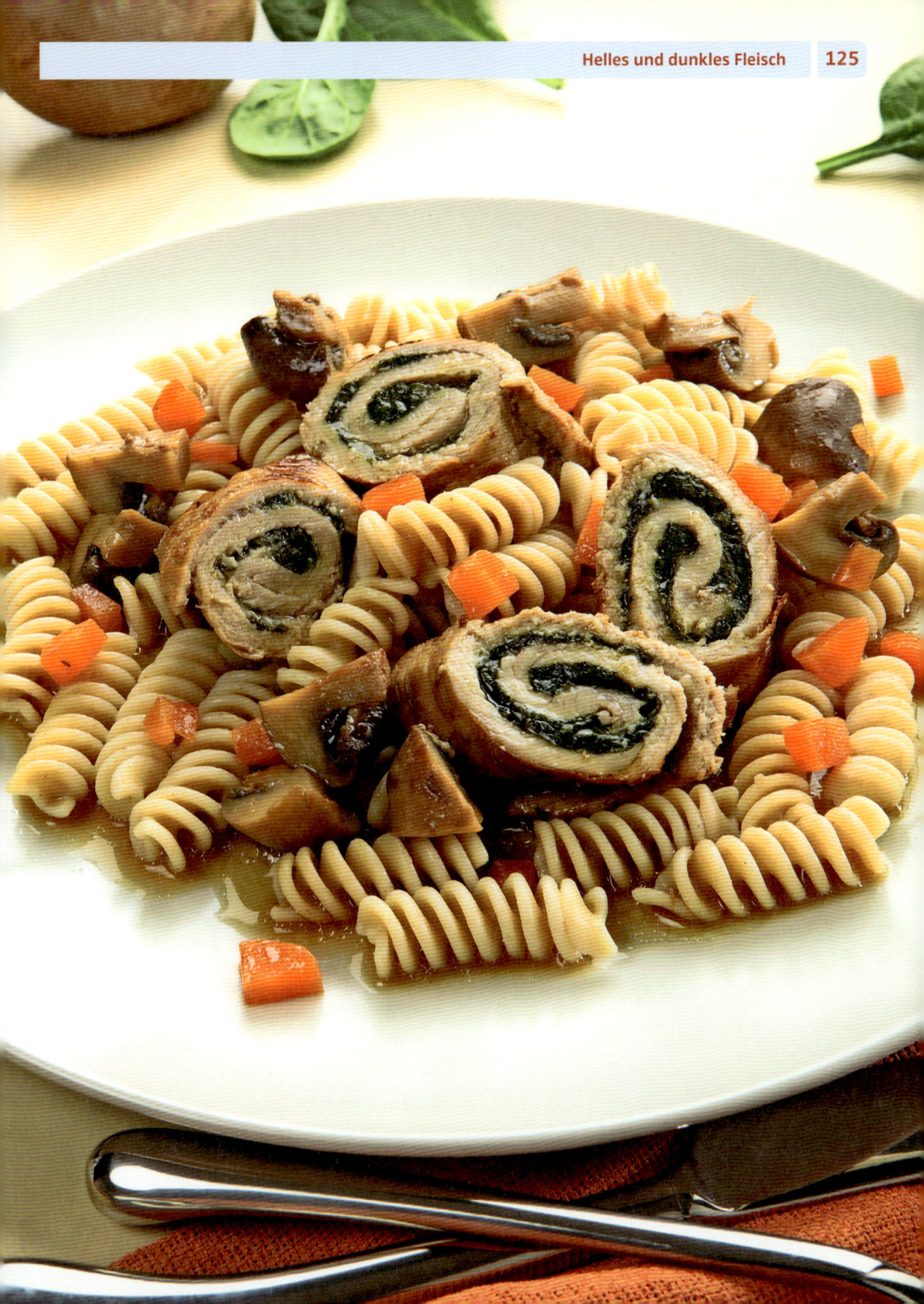

Kartoffelgulasch mit Schnitzelstreifen

Zubereitungszeit: 30 Minuten
Garzeit: 30 Minuten

Nährwerte pro Portion:

665 kcal	53 g Kohlenhydrate
2780 kJ	11 g Ballaststoffe
33 g Eiweiß	4 BE
31 g Fett	141 mg Cholesterin

Zutaten für 2 Personen

400 g festkochende Kartoffeln

2 Karotten

1 Zwiebel

2 Schweineschnitzel (Oberschale)

2 Tomaten

1 EL Rapsöl

1 EL Tomatenmark

1 TL Paprikapulver

800 ml Basen- oder Gemüsebrühe (Seite 93)

1 TL gemahlener Kümmel

Salz, Pfeffer

1 Bund Petersilie

Zubereitung

1 Die Kartoffeln waschen, schälen und in Würfel von etwa einem Zentimeter Seitenlänge schneiden. Die Karotten schälen und in Scheiben schneiden. Die Zwiebeln abziehen und in kleine Würfel schneiden. Das Schweinefleisch kalt abbrausen, trocken tupfen und in Streifen schneiden. Die Tomaten waschen, putzen und in kleine Würfel schneiden.

2 In einem Topf das Rapsöl erhitzen, die Zwiebeln und das Fleisch dazugeben und anschwitzen. Das Tomatenmark unterrühren und mit dem Paprikapulver bestreuen. Tomatenwürfel dazu geben und mit der Brühe aufgießen.

3 Die Kartoffelstücke dazugeben und mit dem Kümmel, Salz und Pfeffer würzen. Das Ganze etwa 30 Minuten bei mittlerer Hitze köcheln lassen bis Fleisch, Gemüse und die Kartoffeln gar sind. Dabei ab und zu umrühren.

4 Inzwischen die Petersilie waschen, trocken schütteln und feinhacken. Das Kartoffelgulasch zum Schluss mit Salz und Pfeffer abschmecken und mit der Petersilie bestreuen.

Hähnchenbrust in Zucchini-Tomaten-Gemüse

Zubereitungszeit: 40 Minuten

Nährwerte pro Portion:

289 kcal	11 g Kohlenhydrate
1208 kJ	3 g Ballaststoffe
39 g Eiweiß	1 BE
7 g Fett	90 mg Cholesterin

Zutaten für 2 Personen

1 gelbe Zucchini

1 grüne Zucchini

1 Schalotte

2 Tomaten

300 g Hähnchenbrust (ohne Haut und Knochen)

1 EL Rapsöl

Salz, Pfeffer

400 ml Basen- oder Gemüsebrühe (Seite 93)

Zubereitung

1 Die Zucchini putzen, waschen, der Länge nach halbieren und in ein Zentimeter dicke Scheiben schneiden. Die Schalotte abziehen und in kleine Würfel schneiden. Die Tomaten putzen, waschen und ebenfalls in Würfel schneiden.

2 Das Hähnchenfleisch abwaschen, trocken tupfen und in Scheiben schneiden. Das Rapsöl in einer beschichteten Pfanne erhitzen und die Schalottenwürfel darin glasig anbraten.

3 Dann das Hähnchenfleisch dazu geben, salzen, pfeffern und leicht anbraten. Nun die Zucchinistücke zufügen und einige Minuten mitbraten lassen. Die Tomaten zugeben und mit der Basen- oder Gemüsebrühe aufgießen. Das Gericht etwa 20 Minuten bei mittlerer Hitzezufuhr garen. Zum Schluss mit Salz und Pfeffer abschmecken und anrichten.

Fenchelgemüse mit Putenbällchen

Zubereitungszeit: 45 Minuten	
Nährwerte pro Portion:	
711 kcal	33 g Kohlenhydrate
2972 kJ	9 g Ballaststoffe
63 g Eiweiß	3 BE
30 g Fett	253 mg Cholesterin

Zutaten für 2 Personen

½ gelbe Paprikaschote

2 Fenchelknollen

1 l Basen- oder Gemüsebrühe (Seite 93)

1 Schalotte

360 g Putenhackfleisch

3 EL Semmelbrösel

1 EL geschälte Sonnenblumenkerne

1 EL gehackte Petersilie

1 Ei

Salz, Pfeffer

1 TL Butter

250 ml Geflügelfond

Zubereitung

1 Die gelbe Paprikaschote putzen, entkernen, waschen und in dünne Streifen schneiden. Fenchel waschen, putzen, halbieren, den Wurzelansatz entfernen und ebenfalls in dünne Streifen schneiden.

2 Die Basen- oder Gemüsebrühe zum Kochen bringen. Inzwischen die Schalotte abziehen und fein würfeln. Das Hackfleisch mit den Semmelbröseln und den Sonnenblumenkernen in eine Schüssel geben. Gehackte Petersilie, Schalottenwürfel und das Ei dazugeben, gut vermengen und mit Salz und Pfeffer würzen.

3 Bällchen formen und in der Brühe bei mittlerer Hitze etwa 15 Minuten gar ziehen lassen. Für das Gemüse Butter schmelzen, Fenchel und Paprikaschoten dazugeben und unter Rühren leicht anbraten. Mit Salz und Pfeffer würzen, mit dem Geflügelfond aufgießen.

4 Das Gemüse aufkochen lassen und in etwa 8 Minuten weichdünsten. Zum Schluss mit Salz und Pfeffer abschmecken und mit den Putenbällchen anrichten.

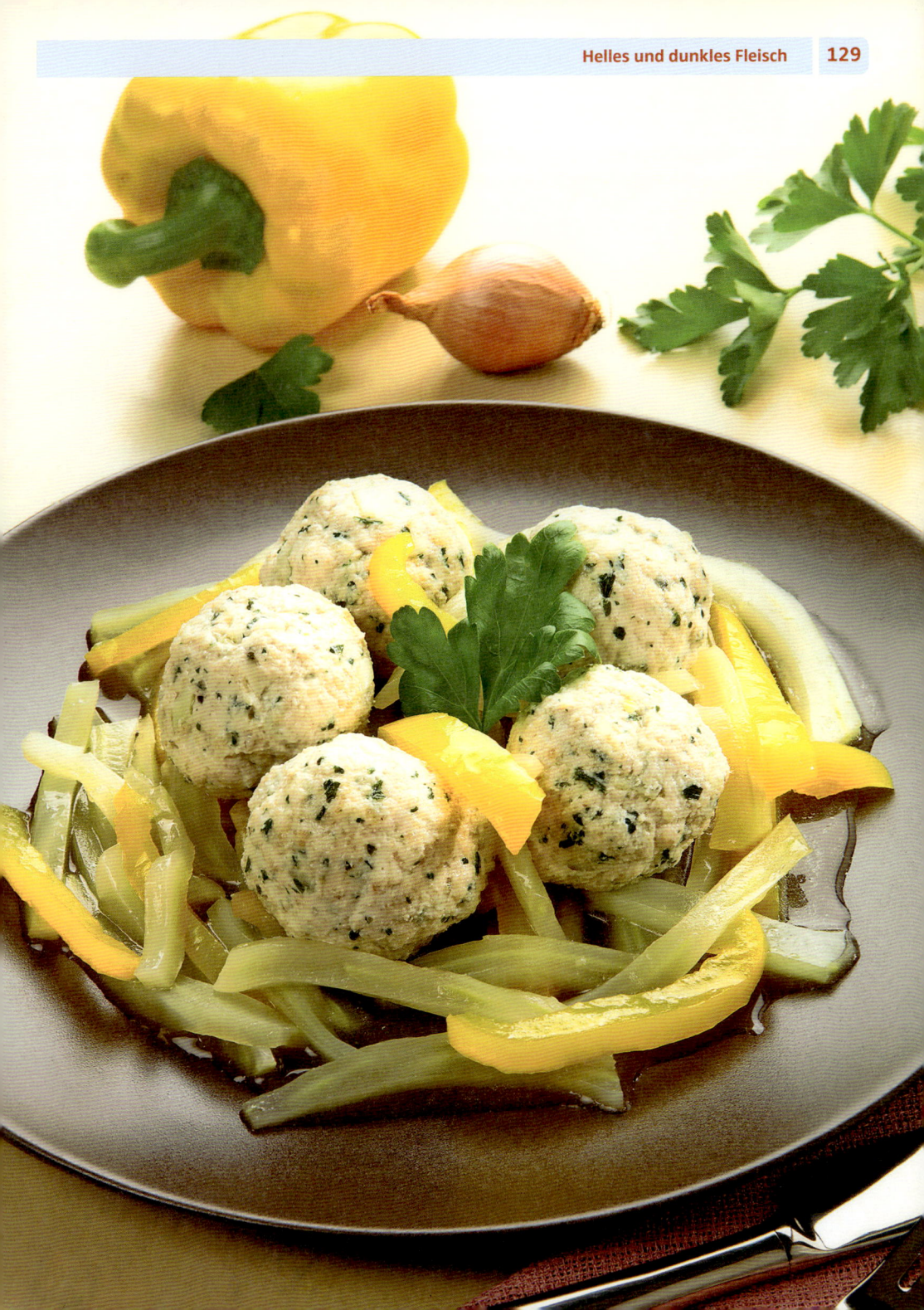

Hähnchenreis mit Romanesco

Zubereitungszeit: 50 Minuten	
Nährwerte pro Portion:	
510 kcal	51 g Kohlenhydrate
2132 kJ	11 g Ballaststoffe
47 g Eiweiß	4 BE
9 g Fett	96 mg Cholesterin

Zutaten für 2 Personen

1 Schalotte

360 g Hähnchenbrust (ohne Haut und Knochen)

1 TL Rapsöl

100 g Naturreis

600 ml Basen- oder Gemüsebrühe (Seite 93)

200 g Lauch

2 Karotten

1 Romanesco (oder Brokkoli)

Salz, Pfeffer

1 EL gehackte Petersilie

1 EL gehackter Liebstöckel

Zubereitung

1 Die Schalotte abziehen und in feine Würfel schneiden. Das Hähnchenfleisch kalt abbrausen, trocken tupfen und in kleine Würfel schneiden. Rapsöl in einem Topf erhitzen und darin Schalotten und Hähnchenfleisch anbraten.

2 Den Reis dazugeben und mit der Basen- oder Gemüsebrühe auffüllen.

3 Den Lauch, putzen, waschen und in Streifen schneiden. Die Karotten schälen und in kleine Würfel schneiden, den Romanesco oder Brokkoli waschen und in Röschen teilen.

4 Das Gemüse mit in den Topf geben, mit Salz und Pfeffer würzen, aufkochen lassen und bei geringer Hitze etwa 20 Minuten gar dünsten. Zum Schluss den Hähnchenreis mit Salz und Pfeffer abschmecken und mit den frischen Kräutern verfeinern.

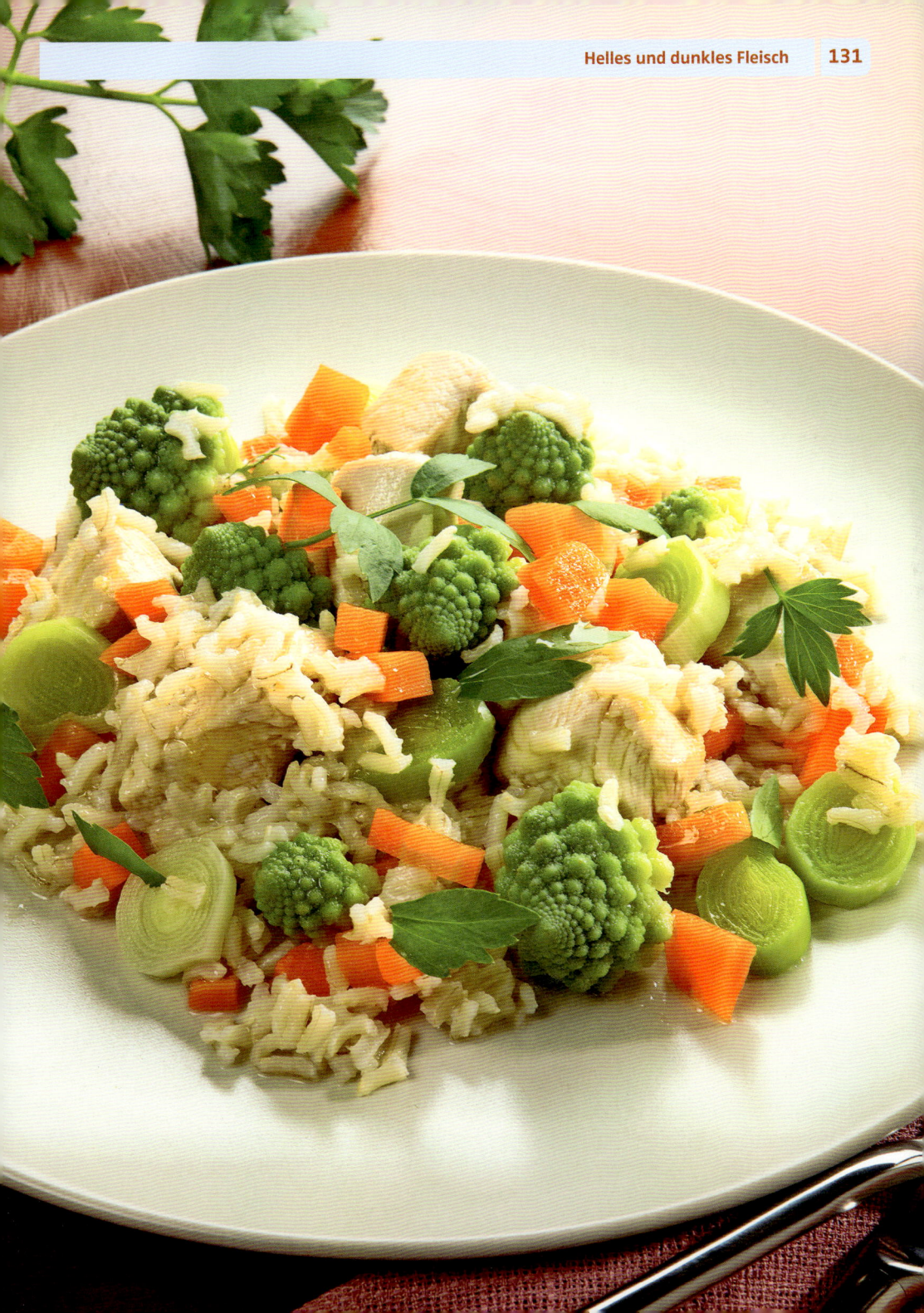

DESSERTS UND EINFACHE KUCHEN

Reistörtchen auf Pfirsichsauce

Zubereitungszeit: 30 Minuten
Quellzeit: 25 Minuten
Kühlzeit: 4 Stunden

Nährwerte pro Portion:

195 kcal	33 g Kohlenhydrate
815 kJ	4 g Ballaststoffe
10 g Eiweiß	3 BE
1 g Fett	4 mg Cholesterin

Zutaten für 4 Personen

1 Zimtstange

1 EL Honig

120 g Rundkornreis (Milchreis)

4 Pfirsiche

200 g Beeren (Erdbeeren, Himbeeren, Heidelbeeren)

200 g Magerquark, 0,4 % Fett

4 Blatt weiße Gelatine (oder 1 gehäufter TL Agar-Agar)

2 EL Birnendicksaft

Zubereitung

1 300 ml Wasser in einen Topf geben und mit der Zimtstange aufkochen. Honig und den Rundkornreis zufügen und den Reis bei mittlerer Hitze zugedeckt, unter mehrmaligem Umrühren in 25 Minuten ausquellen lassen. Zum Schluss die Zimtstange entfernen.

2 Inzwischen einen Pfirsich schälen, entkernen und in kleine Würfel schneiden. Die Beeren verlesen, waschen und je nach Größe in Stücke schneiden.

3 Den Quark in eine Schüssel geben und glattrühren. Den Reis zum Quark geben und unterrühren.

4 Gelatine oder Agar-Agar nach Packungsanweisung vorbereiten, erwärmen, dabei auflösen und unter die Masse rühren. Die Früchte locker untermengen und in vier Förmchen oder Tassen füllen. Im Kühlschrank etwa vier Stunden stocken lassen.

5 Die übrigen Pfirsiche schälen, entkernen und mit dem Birnendicksaft pürieren. Die Pfirsichsauce auf Desserttellern verteilen, einige Beeren dazugeben und je ein Törtchen darauf stürzen.

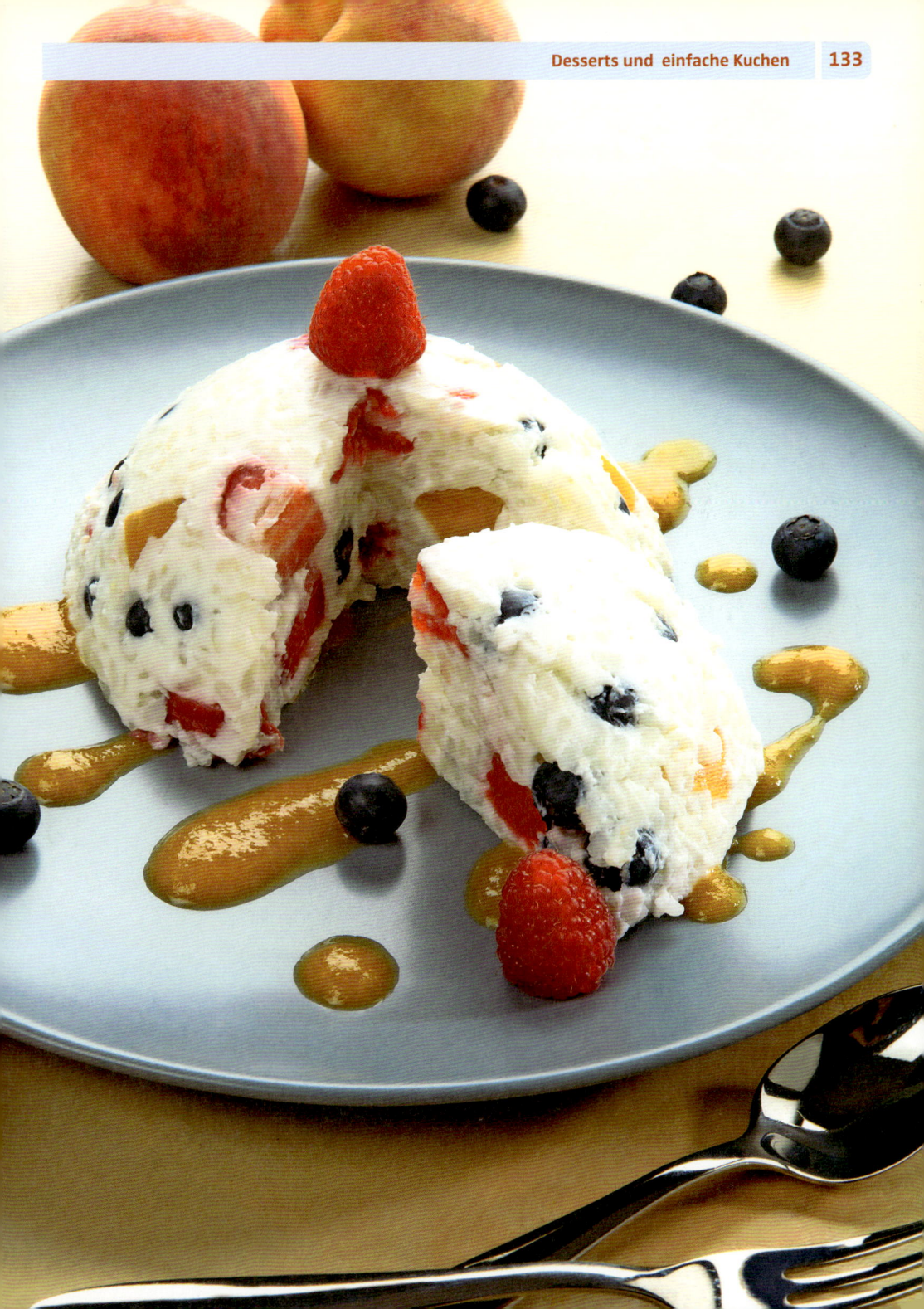

Kefircreme mit Aprikosen

Zubereitungszeit: 35 Minuten
Kühlzeit: 3 bis 4 Stunden

Nährwerte pro Portion:

150 kcal	17 g Kohlenhydrate
627 kJ	1 g Ballaststoffe
12 g Eiweiß	1 BE
2 g Fett	9 mg Cholesterin

Zutaten für 2 Personen

4 Blatt weiße Gelatine

125 ml Kefir

150 g Joghurt, 1,5 % Fett

1 EL Agavendicksaft

1 Eiweiß

1 Msp. Salz

2 Aprikosen

1 TL Puderzucker

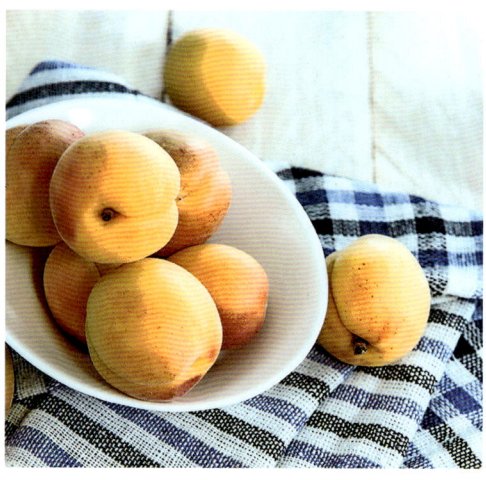

Zubereitung

1 Die Gelatine in kaltem Wasser einweichen. Drei Esslöffel vom Kefir ganz leicht erwärmen und die ausgedrückte Gelatine darin auflösen. Joghurt, den Agavendicksaft und den übrigen Kefir unterrühren und die Masse im kalten Wasserbad unter ständigem Rühren abkühlen lassen.

2 Das Eiweiß mit einer Prise Salz sehr steif schlagen und unter die Creme ziehen, wenn diese leicht zu stocken beginnt. In kalt ausgespülte Förmchen füllen und im Kühlschrank drei bis vier Stunden erkalten lassen.

3 Die Aprikosen waschen, entkernen und in Spalten scheiden. Die Kefircreme aus den Förmchen stürzen und auf Dessertteller setzen. Mit den Aprikosenspalten umlegen, leicht mit Puderzucker bestäuben.

Bananen-Tiramisu

Zubereitungszeit: 35 Minuten
Kühlzeit: 2 bis 3 Stunden

Nährwerte pro Portion:

373 kcal	36 g Kohlenhydrate
1559 kJ	2 g Ballaststoffe
15 g Eiweiß	3 BE
17 g Fett	85 mg Cholesterin

Zutaten für 4 Personen

250 ml Milch, 1,5 % Fett

4 Blatt weiße Gelatine

40 g Puderzucker

Mark von 1 Vanilleschote

20 g Vanillepuddingpulver (½ Päckchen)

2 Eiweiße

200 g Mascarpone

150 g Joghurt, 1,5 % Fett

2 Bananen

50 g Löffelbiskuits

1 Tasse Orangensaft

1 TL Kakaopulver

Zubereitung

1 Die Milch zum Kochen bringen. Gelatine in kaltem Wasser einweichen, ausdrücken und in die heiße Milch geben. Die Milch mit Puderzucker süßen und das Vanillemark dazu geben.

2 Vanillepuddingpulver in kalter Milch glattrühren und unter ständigem Rühren dazugeben. Die Masse aufkochen lassen, vom Herd nehmen und das steif geschlagene Eiweiß vorsichtig unterheben.

3 Den Mascarpone mit dem Joghurt in einer Schüssel verrühren und die Milchmasse locker darunter rühren. Die Banane schälen, in kleine Würfel schneiden und sofort unter die Masse heben.

4 Eine rechteckige Form mit Löffelbiskuits auslegen und mit dem Orangensaft tränken. Die Hälfte der Masse einfüllen, eine Schicht Löffelbiskuits darauf legen, tränken und die restliche Masse darauf verteilen.

5 Mit dem Teigschaber die Masse glattstreichen und das Ganze im Kühlschrank zwei bis drei Stunden, am besten über Nacht kaltstellen. Vor dem Servieren aus der Form lösen, mit Kakaopulver bestäuben, portionieren und anrichten.

Birnen-Polenta-Kuchen

Zubereitungszeit: 30 Minuten
Backzeit: 35 Minuten

Nährwerte pro Portion:

352 kcal	46 g Kohlenhydrate
1471 kJ	3 g Ballaststoffe
21 g Eiweiß	4 BE
7 g Fett	153 mg Cholesterin

Zutaten für 6 Stücke

3 Birnen

4 Eier

100 g Zucker

Schale von 1 Bio-Zitrone

500 g Magerquark, 0,4 % Fett

100 g Polenta

1 Prise Salz

1 Päckchen Backpulver

50 g Walnusskerne

1 EL Puderzucker zum Bestreuen

Zubereitung

1 Den Backofen auf 180 °C vorheizen. Die Birnen schälen, entkernen und in dünne Spalten schneiden. Die Eier mit dem Zucker und der abgeriebenen Zitronenschale in einer Schüssel aufschlagen.

2 Magerquark, Polenta, eine Prise Salz und das Backpulver dazugeben und das Ganze kräftig verrühren. Den Boden einer Springform (Durchmesser 28 cm) mit Backpapier auslegen, Quarkmasse einfüllen, glatt streichen und die Birnenspalten hineinstecken.

3 Die Walnüsse grob hacken oder auseinanderbrechen und darüber verteilen. Mit dem Zucker bestreuen und auf der mittleren Schiene etwa 35 Minuten goldgelb backen. Herausnehmen und mit Puderzucker bestreut warm oder kalt servieren.

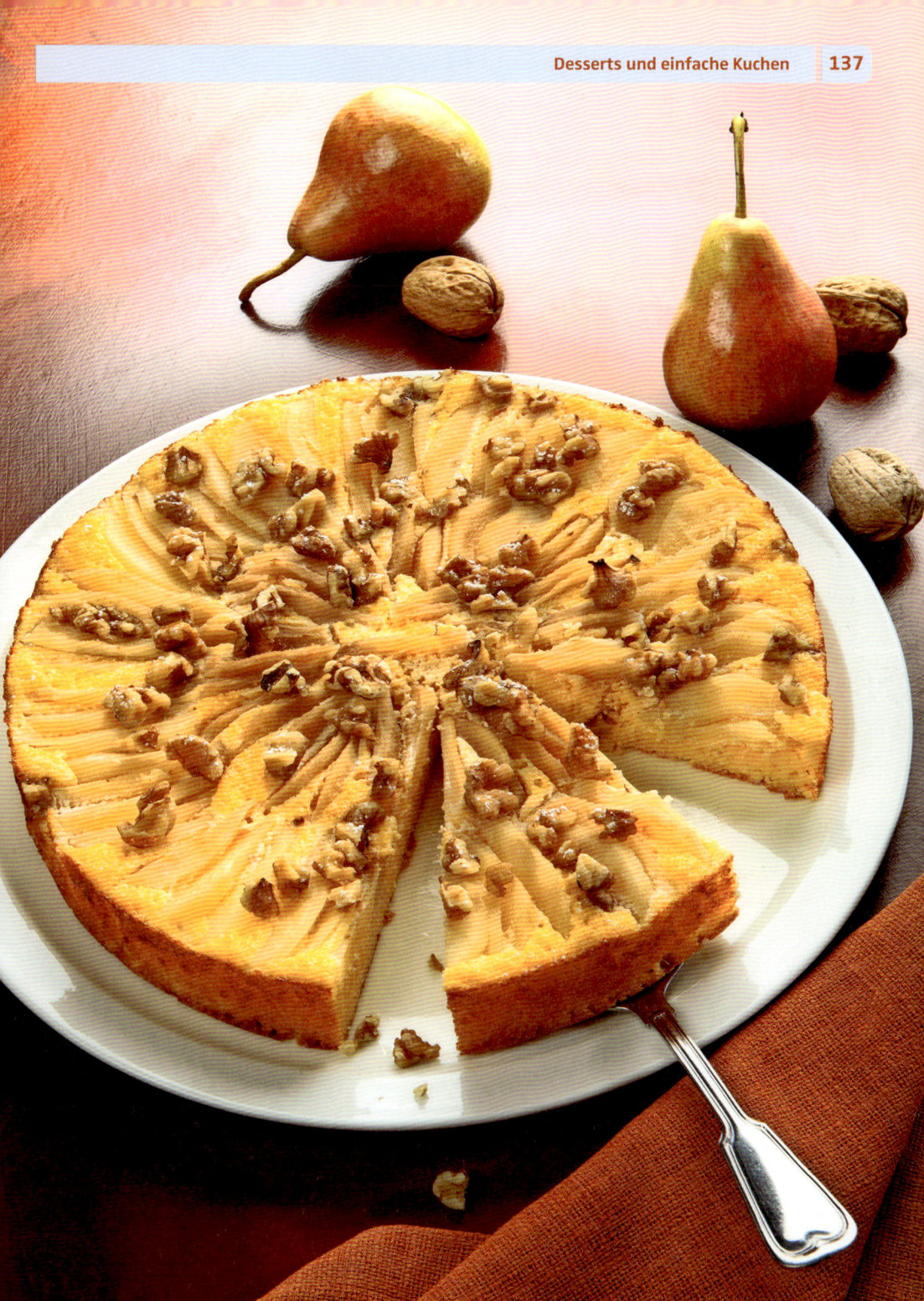

Joghurt-Muffins mit Heidelbeeren

Zubereitungszeit: 30 Minuten
Backzeit: 15 bis 20 Minuten

Nährwerte pro Portion:

106 kcal	19 g Kohlenhydrate
443 kJ	2 g Ballaststoffe
3 g Eiweiß	2 BE
1 g Fett	19 mg Cholesterin

Zutaten für 12 Stück

1 Ei

3 EL Honig

200 g Joghurt, 1,5 % Fett

200 g Dinkelmehl

¾ Päckchen Backpulver

24 Papierbackförmchen

100 g Heidelbeeren

1 EL Puderzucker zum Bestreuen

Zubereitung

1 Den Backofen auf 200 °C vorheizen.

2 Das Ei in eine Schüssel geben und schaumig schlagen. Mit Honig und dem Joghurt glatt rühren. Dinkelmehl und Backpulver darauf sieben und unterrühren.

3 Die Papierbackförmchen (je zwei Förmchen ineinander, damit der rohe, weiche Teig guten Halt bekommt) auf ein Backblech stellen. Mit zwei Teelöffeln den Teig je halbvoll in die Förmchen füllen.

4 Die Heidelbeeren verlesen, waschen und leicht in den Teig drücken. Die Muffins etwa 15 bis 20 Minuten backen. Nach dem Backen abkühlen lassen und leicht mit Puderzucker bestäuben.

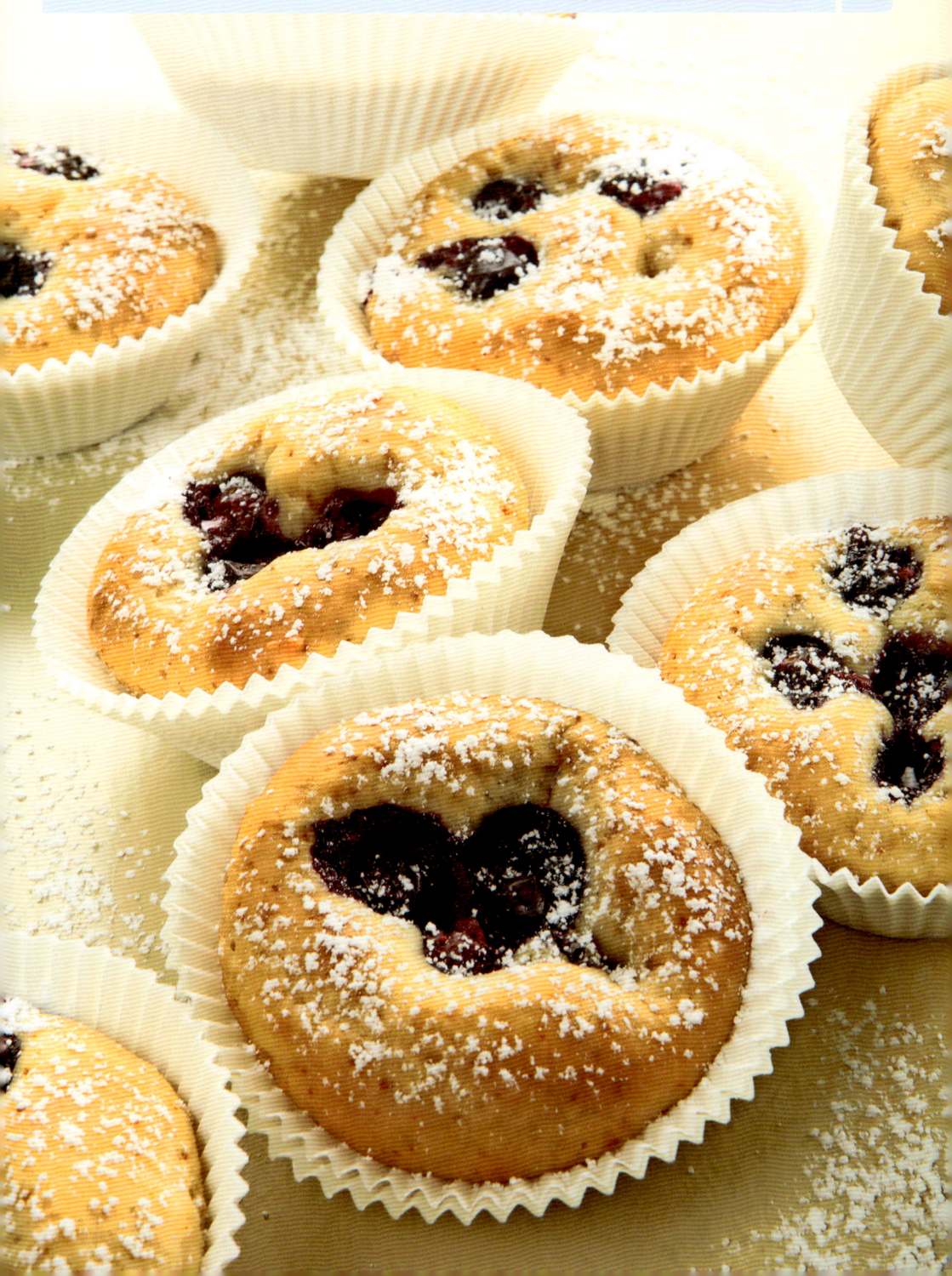

Reisauflauf mit Äpfeln und Kirschen

**Zubereitungszeit: 40 Minuten
Backzeit: 1 Stunde**

Nährwerte pro Portion:

618 kcal	56 g Kohlenhydrate
2583 kJ	2 g Ballaststoffe
33 g Eiweiß	5 BE
25 g Fett	275 mg Cholesterin

Zutaten für 4 Personen

100 g Milchreis

250 ml Milch, 1,5 % Fett

4 Eier

2 Äpfel

250 g Kirschen

60 g Butter

100 g Zucker

500 g Magerquark, 0,4 % Fett

50 g Dinkelgrieß

1 TL Backpulver

1 EL geriebene Zitronenschale

Butter für die Form

Zubereitung

1 Den Milchreis in der Milch etwa 15 Minuten vorkochen und abkühlen lassen. Die Eier trennen. Die Äpfel schälen, vierteln und in dünne Scheiben schneiden. Die Kirschen waschen und entkernen.

2 In einer Schüssel Butter, Zucker und Eigelb schaumig rühren, den Quark zugeben und unterrühren. Grieß mit Backpulver mischen und unter die Masse mengen. Die Zitronenschale mit dem Milchreis zugeben und unterrühren.

3 Das Eiweiß steif schlagen und unter die Quarkmasse heben. Die Auflaufform mit Butter ausstreichen, zuerst die vorbereiteten Früchte einlegen, dann die Quarkmasse einfüllen. Das Ganze im vorgeheizten Backofen bei 180 °C etwa 1 Stunde backen.

REZEPTREGISTER

Kochen für den Wohlfühlbauch

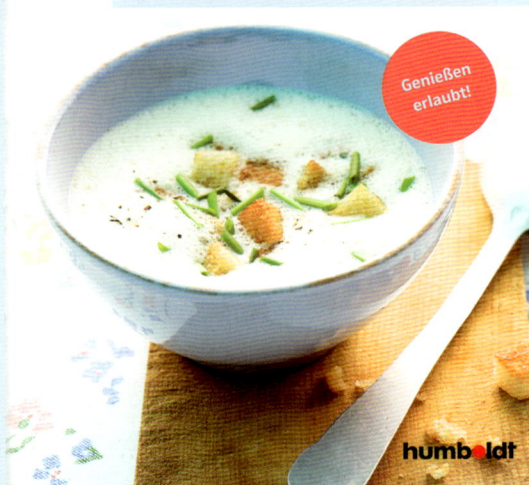

Sven-David Müller
Christiane Weißenberger
Schonkost

- Über 80 Rezepte – leicht und bekömmlich

- Bestsellerautor Sven-David Müller: über 5 Mio. verkaufte Bücher!

- Übersichtlich: mit allen wichtigen Nährwert- angaben pro Portion

- Alle Rezepte frei zu Tagesplänen kombinier- bar

136 Seiten, 80 Farbfotos
15,5 x 21,0 cm, Broschur
ISBN 978-3-89993-934-7
€ 19,99 [D] / € 20,60 [A]

Dieser Ratgeber ist auch als eBook erhältlich.

Stand Juli 2017. Änderungen vorbehalten.

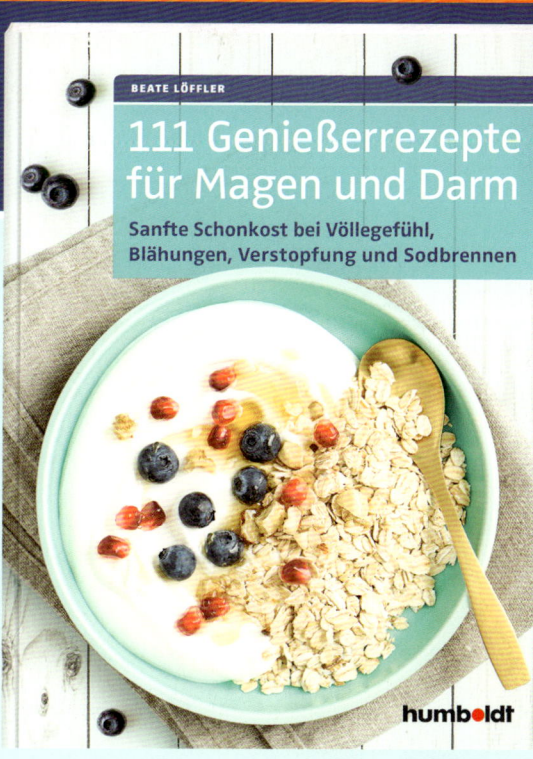
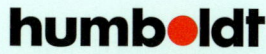

Bibliografische Information der Deutschen Nationalbibliothek
Die Deutsche Nationalbibliothek verzeichnet diese Publikation in der
deutschen Nationalbibliografie; detaillierte bibliografische Daten sind im
Internet über http://dnb.ddb.de/ abrufbar.

ISBN 978-3-89993-952-1 (Print)
ISBN 978-3-8426-8873-5 (PDF)
ISBN 978-3-8426-8875-9 (EPUB)

Fotos:
Titelbild: Adiano – Fotolia.com
123rf.com: Mara Zemgaliete: 48; iofoto: 75; Cseh Ioan: 79; Corinna
Gissemann: 101; Igor Dutina: 104
Fotolia.com: Adiano: 6/7; designua: 13; elenabsl: 16; Fandorina Liza: 23
Win Nondakowit: 28; Jan Hetman: 35; Kalim: 38/39; Antonioguillem: 46;
udra11: 52; mountainbrothers: 57; karepa: 58; fredredhat: 61; pinkyone:
62; W. Heiber Fotostudio: 66; Monkey Business: 69; xiquence: 73; lisa870:
77; Mara Zemgaliete: 85; Elena Blokhina: 87; Yevgeniya Shal: 95; Heike
Rau: 96; dusk: 97; Quade: 105; Dervish_design: 108
iStockphoto.com: sandoclr: 33; ValentynVolkov: 94; HandmadePictures:
134
Ingo Wandmacher: 80/81, 83, 89, 99, 103, 107, 111, 115, 119, 121, 125,
129, 131, 133, 137, 139

© 2017 humboldt
Eine Marke der Schlüterschen Verlagsgesellschaft mbH & Co. KG
Hans-Böckler-Allee 7, 30173 Hannover
www.schluetersche.de
www.humboldt.de

Lektorat: Ulrike Schöber, Dortmund
Layout: Groothuis, Lohfert, Consorten, Hamburg
Covergestaltung: semper smile Werbeagentur GmbH, München
Satz: Die Feder, Konzeption vor dem Druck GmbH, Wetzlar
Druck und Bindung: Gutenberg Beuys Feindruckerei GmbH, Langenhagen